WENN ICH HEILEN KANN, KANNST *du* HEILEN

Die unmögliche Geschichte, wie ich von 60 PTBS Symptomen befreit wurde

Delfina Geus

Ruby Books ist ein Impressum von Geus Publishing Group, Inc.
P.O. Box 70411
Project City, CA 96079
United States of America

ISBN: 979-8-9895662-0-4 (paperback)
ISBN: 979-8-9895662-1-1 (e-book)

FIRST EDITION 2023
For Worldwide Distribution, Printed in the United States
www.delfinageus.com

Widmung

Dieses Buch ist denjenigen unter Euch gewidmet, die noch an Wunder glauben (und an diejenigen unter Euch, die sich wünschen, Sie würden noch glauben)

✦

✦

Inhaltsverzeichnis

✦

Danksagungen

Meine Liste von Menschen, denen ich unglaublich dankbar bin.

David, mein Ehemann – dafür, dass du mir das ganze Buch mit deinem deutschen Akzent vorgelesen hast, damit ich herausfinden konnte, welche Sätze korrigiert werden mussten. Dafür, dass du die ganze Nacht auf der Couch in meinem Büro geschlafen hast, während ich das Hörbuch aufgenommen habe, dass du mir Mahlzeiten zubereitet hast, und deine Gebete für kraftvolle Gottesbegegnungen für mich während ich das Buch schrieb.

Meine Mutter – dafür, dass du mein ganzes Leben lang für mich gebetet hast und daran geglaubt hast, dass ich Großes leisten kann, dass du mir geholfen hast, meine Arztrechnungen zu bezahlen und mich eingestellt hast, als ich vor all den Jahren Hilfe brauchte, und dass du mir beigebracht hast, wie man betet.

Jonathan und Sandy – dafür, dass ihr mich nicht aufgegeben habt, dass ihr mir beigebracht habt, aufzustehen und für die Freiheit zu kämpfen, dass ihr mir den iMac-Computer geschenkt habt, mit dem ich dieses Buch geschrieben habe, dass ihr in mein Leben investiert und mich unterstützt habt und dafür, dass ihr mir etwas über Vorhersehung, Bestimmung und praktische Fähigkeiten für das Geschäftsleben beigebracht habt.

Diana – dafür, dass du mich die Wege des himmlischen Königreichs gelehrt hast, dafür, dass du mir das Gefühl gegeben hast, in meinem wilden Glauben angenommen zu sein, dafür, dass du mich getauft und mit Öl gesalbt hast, als ich aus Angst vor den Dämonen zu deinem Haus gerannt bin, und dafür, dass du mir immer die Wahrheit gesagt hast, um meinen Wachstum zu fördern.

"Herr. Peters" – dafür, dass du mir inmitten der turbulentesten Jahre meines Lebens ein sicherer Hafen und eine Stimme der Hoffnung warst, dass du mir als Zwölfjährige gesagt hast: „Kind, du bist ein Schriftsteller", dafür, dass du meine Musik geliebt und mir Mut gemacht hast, Tagebuch zu führen und Gedichte zu schreiben.

„Perlah" – für deine herzliche Gastfreundschaft, dafür, dass du mich in meiner Kunst gesehen und unterstützt hast, auch als ich mich selbst aus den Augen verloren hatte, dafür, dass ich so viele Jahre mietfrei in deinem Haus wohnen durfte, und für deine unerschütterliche Freundschaft und Loyalität in allen Höhen und Tiefen des Lebens.

Kristi – für deine Freundschaft und deinen Glauben, dafür, dass du mir beim Schreiben dieses Buches aufbauende Worte und Ermutigung zugesprochen hast, dass du dein eigenes Leben nie aufgegeben hast und dass du ein strahlendes Beispiel dafür bist, was mit Gott möglich ist.

✦

Vorwort

Befreiung hat nichts mit deiner Vergangenheit zu tun. Es hat alles mit deiner Zukunft zu tun und mit der Beseitigung von Hindernissen, die dir im Weg stehen. Dieses Buch richtet sich an Träumer, Gläubige, Kämpfer und Überlebende, die es satt haben, mit einer Realität aufzuwachen, die unter dem liegt, wofür sie ihrer Meinung nach geschaffen wurden, und an diejenigen, die bereit sind, sich auf all das einzulassen, wofür sie geschaffen wurden.

Dies ist kein Selbsthilfebuch. In diesem Buch gibt es keine Rezepte, Heilmittel, Tipps, Geheimnisse oder Anleitungen. Es ist ein Buch über Wunder und den Glauben an Gott und dass mehr von Gott dir die Freiheit zu deinem richtigen Leben verschafft. Nichts an deiner Vergangenheit kann die Zukunft ändern, die Gott für dich hat. Deine Zukunft bleibt von Traumata unberührt. Wer du bist, existierte in Gottes Gedanken schon lange, bevor du Schmerzen erlebt hast. Der dunkelste Tag deiner Geschichte kann nichts von dem wegnehmen, was Gott für dich geplant hat.

Ich hoffe, dass du, wenn du meine Geschichte hörst, glaubst, dass Gott das, was er für mich getan hat, auch für dich tun wird – dass, wenn ich heilen kann, kannst du heilen.

✦

Einführung

Ich hoffe, ich kann dir das Thema Befreiung genauso leicht machen, wie es für mich war. Ich liebe dieses Thema. Es ist mein Lieblingsthema. Es ist mein Lieblingsthema, weil es das ist, wonach ich mein ganzes Leben lang gesucht habe: die Kraft, mich zu verändern, zu heilen und über den Schmerz hinauszuwachsen. Ich wollte sie finden und habe es schließlich geschafft, aber es geschah nicht aus eigener Anstrengung. Es war tatsächlich derjenige, der mich gefunden hat, der alles verändert hat, und das wird alles für dich verändern.

Bevor wir beginnen, gehen wir darauf ein, warum ich dieses Buch geschrieben habe, was du von Gott erwarten kannst und wie du dich auf die Reise einlassen kannst. Ich weiß, wenn man dieses Buch aufgeschlagen hat, hat man Erwartungen, Bedürfnisse und vielleicht sogar einige Ängste. Darauf möchte ich in den nächsten Abschnitten eingehen, damit du mit Leichtigkeit in das Buch einsteigen und mir bei jedem Schritt dieser Reise ein wenig mehr vertrauen kannst.

Warum ich dieses Buch geschrieben habe

Ich habe dieses Buch geschrieben, weil ich heute nicht mehr wiederzuerkennen bin im Vergleich zu der Person, die ich vor meiner großen Begegnung mit Gott war. Ich sollte nicht hier sein, aber ich bin es. Ich sollte mich nicht so gut fühlen, aber ich tue es. Schon in jungen Jahren wurden meinem Leben physische, emotionale und spirituelle Unmöglichkeiten auferlegt, die es mir unmöglich machen sollten, hier zu sitzen und dir dieses Buch zu schreiben.

Aber hier bin ich, weil sich nach meiner Begegnung mit Gott alles verändert hat. Zuvor lebte ich ein gelähmtes Leben voll mit über 60 Trauma-Symptomen, einer chronischen Krankheit, einer Deformation im Gesicht, Süchten, ekligen inneren Gefühlen und sehr wenig Hoffnung auf Leben. Ich hatte den Kontakt zu meiner Familie verloren, war nicht mehr in der Lage, Kinder zu zeugen, war fast obdachlos und stand kurz davor, mein Leben zu beenden.

Ich habe fast zwanzig Jahre damit verbracht, mit allen möglichen weltlichen Heilmitteln zu heilen, ohne zu wissen, dass Heilung mit Gott sofort und dauerhaft erfolgen kann. Es hat zwanzig Jahre gedauert, bis ich verzweifelt genug war, um ein Wunder zu erleben. Ich habe nie so gebetet wie im Jahr 2019, und ich hätte nie gedacht, dass ich das bekommen würde, was ich empfangen habe.

Ich war damals 28 Jahre alt und hatte keine enge Beziehung zu Gott. Ich sah mich mit einer Anklage konfrontiert, die von meinem eigenen Vater eingereicht worden war, der mich davon abhalten wollte, darüber zu sprechen, was mir als Kind passiert ist. Ich war wütend und frustriert und hatte es schrecklich satt, den Schmerz und den Makel meines Lebens mit mir herumtragen zu müssen. Aber Gott begegnete mir in meiner Küche, wo ich zum ersten Mal zusammenbrach und um Hilfe schrie. Und trotz all der Angst, die in mir eingeschlossen war, sah er mich mit Liebe an und veränderte alles.

Seitdem bin ich nicht mehr derselbe Mensch. Es war, als ob alles, was mir im Weg gestanden hatte, plötzlich entfernt wurde und ich endlich verstehen konnte, wer ich immer sein sollte, ohne dass mich irgendwelche emotionalen Trigger zurückhielten. Drei Jahre nach dieser Begegnung gibt es in mir keine Spur von PTBS-Symptomen: keine Zwangsstörungen oder seltsamen Ängste, keine chronische Krankheit, keine dämonischen Geister, die mich zum Sterben bringen wollen, keine Süchte und keine seltsamen Gefühle in meinem Körper.

Ich hatte definitiv nicht damit gerechnet, dass ich nach meinem radikalen Anfall wütenden Betens ohne Trauma davonkommen würde. Es war eine totale Überraschung. Ich gab Gott die Erlaubnis, mein Leben zu übernehmen, und ging mit einem völlig erneuerten Geist davon. Seitdem verbringe ich meine Zeit damit, mit Gott zu sprechen, etwas über sein Königreich zu lernen, seine Wege zu erforschen, seine Wahrheit in mich aufzunehmen, seine Menschen zu lieben und zu versuchen, seine Macht zu verstehen.

Alle meine Entdeckungen sind in dieses Buch eingeflossen, um dich zu inspirieren und dir dabei zu helfen, sich neu vorzustellen, was in deinem Leben jenseits von Traumata möglich ist. Ich habe bereits im ersten Jahr nach meiner Begegnung Gottes Kraft im Leben unzähliger anderer wirken sehen, für die ich gebetet habe. Gott hat direkt vor meinen Augen 65 Menschen geheilt, und ich sehe weiterhin, wie Gott Befreiungen und Heilungen vollbringt, von denen jede mächtiger und größer ist als die zuvor.

Gott wird dir begegnen, so wie er mir begegnet ist und wie er meinen Freunden begegnet ist. Er wird dir in Träumen, durch Zeichen und Wunder begegnen, dich übernatürlich treffen, um dein Leben zu heilen und wiederherzustellen. Meine Worte sind nur ein kleiner Einblick in das Königreich durch meine Augen, aber ich glaube, dass Gott das, was ich hier geschrieben habe, nutzen wird, um dir zu helfen, zu verstehen, was mit ihm möglich ist, und das ist viel mehr, als ich jemals ausdrücken könnte.

Was ich möchte, dass du von diesem Buch mitnimmst

Ich möchte, dass du aus unserer gemeinsamen Zeit drei Dinge mitnehmen kannst: 1. dass du siehst und glaubst, was Gott für mich getan hat, 2. dass du Befreiung und Transformation verstehst und 3. dass du lernst, wie man ein befreites Leben lebt. Du musst für dein Wunder keinen großen Glauben haben. Allein das Lesen meiner Geschichte und der Glaube an das, was Gott für mich getan hat, reicht aus, um die Tür zu den Möglichkeiten zu öffnen, die Gott für dich tun kann.

Während ich im ersten Teil dieses Buches mein Zeugnis weitergebe, möchte ich, dass du dir vorstellst, dass die gleichen Wunder auch für dich geschehen könnten. Ich möchte, dass du meine Geschichte als einen Überblick über die Möglichkeiten sehen kannst, die dir zur Verfügung stehen, wenn du dich an Gott wendest, um Heilung zu erhalten. Ich glaube, dass Gott dir mitten in diesem Buch begegnen wird und du ihn so erlebst, wie ich ihn erlebt habe. Er wird dich von deinem Schmerz befreien und dich kraftvoll in deine Bestimmung führen. Es ist meine Absicht, dass du in diesem Fall umfassend mit dem Wissen und der Weisheit ausgestattet wirst, ein Leben in radikaler Freiheit und Transformation zu führen, das über eine einmalige Begegnung hinausgeht. Der zweite Teil dieses Buches wird dich in die Lage versetzen, in der Freiheit standhaft zu bleiben, während Gott auf übernatürliche Weise deine lebenslangen Fesseln entfernt.

Ich bin zu 100 % von all meinen Trauma-Symptomen befreit, und es gab keinen einzigen Tag, an dem ich meine Zeit, mein Geld oder meine Mühe darauf verwendet habe, das, was Gott für mich getan hat, zu Ende zu bringen, zu reparieren oder zu bezahlen. Gottes Wunder sind von Anfang bis Ende vollkommen vollständig. Du musst dein Wunder nicht erneuern. Es gibt kein Monatsabonnement oder Tagesrezept. Wenn Gott dich befreit, geschieht dies augenblicklich, dauerhaft, perfekt und vollständig. Er macht dich zu einem völlig neuen Menschen. Er heilt dich von Grund auf, sodass das, was getan wurde, getan ist und du beruhigt und in Frieden leben kannst, in dem Wissen, dass du nie wieder zu den Dingen zurück gehst, wie sie vorher waren.

Wie du dich bereit machst, für das was vor dir liegt

Du musst nichts Besonderes tun, um dich auf diese Reise vorzubereiten. Befreiung ist nicht wie eine Diät, bei der man vor Beginn Dinge vorbereitet oder hier und da Gewohnheiten ändern muss. Ich meine, geht es in diesem Buch nicht darum, dir zu einem Durchbruch zu verhelfen, wo du vorher keinen Durchbruch erzielen konntest? Es wäre verrückt, eine Transformation von dir zu verlangen, bevor du überhaupt beginnst.

Befreiung bedeutet, dass Gott die Befreiung durchführen wird, weil er der Befreier ist. Gott wird auf übernatürliche Weise in dein Leben treten, um diesen Kampf für dich zu kämpfen und dir Kraft und Fähigkeiten zu geben, wo du bisher Schwächen und Schuldgefühle hattest. Nachdem diese Ketten in der Befreiung zerbrochen sind, beginnt die Arbeit der Transformation, bei der du dein Leben mit Gott entsprechend deiner neuen Freiheit aufbauen kannst, und zwar auf eine Art und Weise, wie du dein Leben noch nie zuvor aufgebaut hast. Gott wird dich genau dort treffen, wo du heute bist, egal, was du durchgemacht hast, was du getan hast oder wie du dich fühlst.

Segen & Gebet

Bevor du zum nächsten Teil dieses Buches übergehst, möchte ich für dich beten. Du kannst einfach dein Herz öffnen, um diese Worte zu empfangen.

„Jesus, vielen Dank, dass du schon hier bist. Vielen Dank, dass du jetzt bei jeder einzelnen Person bist, die dieses Buch liest. Du wusstest, dass dieser Tag kommen wird. Es ist eine göttliche Begegnung, die seit Anbeginn der Zeit in ihrem Lebensbuch festgehalten ist. Gestalte die Worte dieses Buches für sie persönlich. Führe sie zu den Wundern, die auf den Seiten dieses Buches verborgen sind. Hilf ihnen zu glauben, dass du das, was du für mich getan hast, auch für sie tun wirst. Ich bitte dich, Jesus, dass du deine Gegenwart noch deutlicher sichtbar machst, wo immer sich jeder Leser befindet, damit er weiß, dass du bei ihm bist, näher als je zuvor. Zeige deine Anwesenheit und führe ihre Geister in die größte Freiheit, die sie je gekannt haben."

Teil
Eins

✦

Was Gott für Mich Getan Hat

✦

Kapitel 1

Von einem Café bis zum Singen im Times Square

Ich bin mit dem Glauben aufgewachsen, dass tief in mir ein besonderes Mädchen lebt, das zu Großem bestimmt ist. In meinen frühesten Erinnerungen sah ich Engel über mir im Kinderbett singen, während die Musik aus dem Kassettenrekorder Bilder von Klang, Farbe und Schönheit erzeugte. Damals hatte ich das Gefühl, dass mir die Gabe der Musik geschenkt wurde. Ich habe bis zu meinem fünften Lebensjahr viele schöne Erinnerungen wie diese. Ich war ein lautes, aufgewecktes, selbstbewusstes Kleinkind, das viel zu sagen hatte und es auch mit viel Ausdruck tat. Aber irgendwie verschwimmt mein Leben im Alter von fünf bis sechzehn Jahren und der Schwung, ich selbst zu sein, schien völlig zu stoppen. Jahre später erfuhr ich, was geschehen war, und als ich endlich meine Geschichte erzählte, reichte es aus, dass ich verklagt wurde. Da ich den größten Teil meines Lebens damit verbracht habe, meine mysteriöse Vergangenheit herauszufinden, bevor mich die Symptome töteten, erzähle ich dir die Geschichte so, wie ich sie gelebt habe – in Teilen, bis die Wahrheit ans Licht kam.

Aufgewachsen in Manhattan Beach, Kalifornien

Manhattan Beach ist eine kleine Strand Stadt in Südkalifornien, in der die Top 1 % der reichsten Bevölkerung der Welt lebt. Meine Eltern waren Einwanderer und meine Familie gehörte nicht zu dieser Elite Gruppe von Ein-Prozentlern. Durch die Gnade Gottes konnten wir unser Haus in der Laurel Avenue kaufen, wo ich bis zu meinem neunzehnten Lebensjahr die meiste Zeit meines Lebens mit meinen beiden jüngeren Geschwistern verbrachte. Meine Mutter verbrachte Stunden damit, mit mir zu spielen, Spanisch mit mir zu sprechen und mir etwas über Gott und das Beten beizubringen. Mein Vater war auch im Bild, aber ich erinnere mich nicht mehr so sehr an ihn.

Ich dachte, wir wären eine normale Familie. Ich meine, wir waren aufgrund unserer argentinischen Herkunft viel lauter als die anderen Familien, aber ansonsten dachte ich, wir wären wie alle anderen – nur mit weniger Geld. Bevor wir nach Manhattan Beach zogen, als ich zwei Jahre alt war, lebten wir kurz in Chicago, wo mein Vater seinen Master an der Northwestern University machte, und dann lebten wir kurz in Mexiko-City, als sein Job uns dorthin verlegte.

Beim Umzug nach Mexiko-City war ich acht Jahre und meine Schwester drei Jahre alt. Damals begann ich, in ihrem Schrank zu schlafen. Ich wusste erst mit zwanzig wirklich, warum das die schwersten Jahre meiner Kindheit waren, aber mit acht Jahren wusste ich, dass ich Sängerin werden würde. Zur selben Zeit begannen auch die Albträume. Ich hatte Angst, nachts in meinem eigenen Zimmer zu schlafen. Niemand hat mich nach dem Grund gefragt, und ich habe mir auch nicht viel dabei gedacht. Ihre Schiebetüren öffneten sich zu einer gemütlichen kleinen Nische, die an den meisten Abenden zu meinem Ort der Sicherheit wurde. So seltsam es auch war, mein Bett in ihrem Schrank aufzustellen, es war eine wirklich wichtige Erinnerung und ein Schlüssel zum Zusammensetzen meiner Geschichte Jahre später.

Das ist das meiste, woran ich mich an meine Kindheit erinnere. Spulen wir also vor, als ich sechzehn war und wieder in Manhattan Beach lebte. Meine Schwester war elf und mein Bruder sechs. Das war das Jahr, in dem ich Gitarre spielen lernte. Bis zu diesem Zeitpunkt hatte ich jede erdenkliche Sportart betrieben, weil mein Vater ein großer Sportliebhaber war und uns zu Sportlern erzogen hatte. Er war in den 70er und 80er Jahren in Argentinien ein weltbekannter Rugby-Star gewesen, was es aufregend machte, im Sommer nach Buenos Aires zu reisen, weil es das Beste war, „Ernestos Tochter" zu sein. In einem dieser Urlaube nahm ich eines Tages aus Neugier die Gitarre in die Hand, und im Laufe eines Sommers veränderte sich mein Leben für immer.

Das Spielen der Gitarre fühlte sich in meinen Fingern wie Magie an. Ich wusste sofort, dass ich in der Musik bedeutsam werden wollte. Es war etwas, wofür ich eine Leidenschaft hatte: Wenn ich keinen Sport machte, habe ich gesungen. Ich habe im Chor meiner katholischen Kirche und im Chor meiner öffentlichen Mittelschule gesungen, aber Singen und Gitarrespielen waren anders. Alles änderte sich, als ich die Gitarre in die Hand nahm. Ich machte die Musik mein Eigen. Das Schreiben von Musik gab mir den Zugang zu einer Welt, in der ich mächtig war und die Freiheit hatte, zu sagen, was ich sagen wollte, und zu singen, wie ich singen wollte.

Als ich aus Argentinien zurückkam, lieh ich mir die Gitarre eines Freundes aus, und als ich keinen Zugang zu dieser Gitarre hatte, übte ich meine Akkorde an sechs krummen Linien, die ich mit einem Messer in eine Schaumstoffnudel ritzte, damit ich meine Fähigkeiten nicht verliere. Ich schaute mir YouTube-Tutorials an und brachte mir selbst bei, jedes Lied zu spielen, das ich liebte, bei dem es sich damals hauptsächlich um Kirchenlieder handelte. Ich habe gespielt, bis meine Finger bluteten, dann habe ich sie in einer kleinen Schüssel mit

Eiswürfel gekühlt und weitergemacht. Ich war davon besessen, obwohl ich zu diesem Zeitpunkt nie gedacht hätte, dass es eine Karriere sein könnte.

Es kam mir nie in den Sinn, professionell Musik zu machen, bis mir jemand im Café, wo ich jeden Dienstagabend meine Lieder spielte, den Vorschlag machte. Ich habe in dieser kleinen Strand Stadt ein sehr unschuldiges Leben geführt. Ich übergab mein Leben Jesus, als ich zwölf Jahre alt war, als ich die Geschichte Salomos in der Bibel hörte. Ich erinnere mich, dass ich so bewegt war, dass ich in mein Zimmer ging, die Tür hinter mir schloss und betete: „Gott, ich möchte die Weisheit, die du Salomo gegeben hast. Wenn du irgendetwas für mich tun könntest, dann wäre es, mir das zu geben." Ich liebte es, sonntags zur Messe zu gehen und zu Hause in der Bibel zu lesen. Manchmal tat ich sogar so, als wäre ich der Priester in meinem Zimmer und rief die ganze Familie zur Kommunion.

Mein Herz für Gott und Jesus hielt mich als Kind, eines argentinischen Einwanderers auf dem geraden und schmalen Weg, welches versuchte, das amerikanische öffentliche Schulleben kennenzulernen. Ein Superstar-Musiker zu werden war das Letzte, woran ich gedacht habe, als ich im ersten Jahr der High School mein künstlerisches Talent entdeckte. Ich hatte keine Ahnung, wie viele Lieder ich schreiben würde oder welche Kraft diese Lieder haben würden, Menschen zu bewegen. Meine frühen Lieder, wie „Little Lady" und „There's Always Something Else", reichten aus, um mir einen wöchentlichen Auftritt im Café Bean in der Innenstadt zu sichern, und damit war ich sehr zufrieden. Außerdem spielte ich für den "Christian Club" meiner High School, in dem ich zum Präsidenten gewählt wurde. Ich habe für jeden gespielt, der zuhören wollte. Das Einzige, woran ich denken konnte, war, meine Lieder zu teilen.

Eines Abends, nachdem ich meinen regulären Auftritt im Café hatte, kam ein seltsamer kleiner Mann auf mich zu und sagte mir, ich hätte die Stimme eines Engels. Er sagte, ich sollte darüber nachdenken, Musik als Beruf zu verfolgen. Ich hatte ihn schon ein paar Mal gesehen, weil er ein Stammgast im Café war. Er verbrachte Stunden damit, an seinem Laptop zu schreiben, und eines Tages schenkte er mir ein signiertes Exemplar seines Buches „The Wolf of Wall Street". Ich wusste damals nicht, wer Jordan Belfort war, aber er kannte mich. Ich glaube, ich war der Schiedsrichter beim Fußballspiel seines Kindes oder so, und er kannte meinen Vater von irgendwo her. Er erzählte mir, dass meine ersten Schritte auf dem Weg zum professionellen Musiker darin bestehen würden, ein Album aufzunehmen. Dann könnte er das Album einem befreundeten Agenten geben, der offenbar Scarlet Johanson vertrat. Ich musste nachforschen, um herauszufinden, wer sie war, weil ich nicht wirklich mit der Mainstream-Welt verbunden war. Also tat ich, was Jordan sagte, und nahm meine erste Sammlung von Liedern auf.

Meine Eltern verstanden nicht viel von der Musikindustrie, daher war jede Ermutigung, die ich von der Außenwelt bekam, sehr hilfreich. Mit einem kleinen Teil meiner Ersparnisse nahm ich meine ersten acht Lieder im Studio eines Freundes in seinem Schlafzimmer auf. Ich machte Kopien meiner CD und verkaufte sie für 5 Dollar an jeden, der sie kaufen wollte. Ich habe sogar Kartons mit CDs an meine Verwandten in Argentinien geschickt. Als es dann an der Zeit war, fuhr ich mit der ersten CD zum Haus von Jordans Freund in den Hügeln von Los Angeles, und obwohl aus dieser Verbindung kein Hollywood heraussprang, geschah etwas sehr Großes: Ich fand meine Stimme.

2006 war ein Jahr voller Freude und Zugehörigkeit. Ich hatte meine Stimme gefunden und begann aufzublühen. Musik verband mich mit mir selbst und mit anderen. Es war ein Wunder, denn bis zu diesem

Zeitpunkt war mein Leben düster und einsam und völlig verdunkelt gewesen. Mein Vater war sehr gewalttätig und meine Mutter war emotional ziemlich am Boden. Aber das war alles, was ich wusste. Ich hatte keine Erinnerungen an irgendeine andere Art von Missbrauch. Aber mit der Gitarre in meiner Hand spielte das alles keine Rolle. Der ganze Lärm verstummte und ich konnte zum ersten Mal atmen, als alles, was ich war, Zeile für Zeile herauskam, von der Schönheit bis zum Schmerz.

Auszug in die Welt

Die letzten Jahre zu Hause waren hart und unangenehm. Je mehr ich mich der Musik zuwandte und zu einer Frau heranwuchs, desto mehr fühlte ich mich von meiner Familie getrennt. Ich trug ein allgemeines Gefühl der Ablehnung mit mir herum, da meine Eltern so wenig Kontakt zu meiner amerikanischen Kultur, Sprache und nun auch zu meiner Kunst hatten. Sie haben sich nie wirklich selbst gefunden, wie es bei gesunden Erwachsenen der Fall sein sollte, sodass Dinge, die ich benötigte, wie Ermutigung, Führung, Anleitung und Sicherheit, nicht vorhanden waren. Dankbarerweise erhielt ich nach meinem High-School-Abschluss ein Vollstipendium für meine Traumschule, die Pepperdine University. Mein ganzes Leben lang habe ich davon geträumt, dorthin zu gehen und Psychologie zu studieren. Aber als mein erstes Studienjahr vor der Tür stand, war ich zu ausgebrannt, um dort anzufangen. Ich hatte es satt, in meiner akademischen Laufbahn so viel Druck auszuüben, um etwas zu erreichen, dass ich beschloss, eine Pause vom Studium einzulegen und die Möglichkeiten zu erkunden, die sich mit der Musik boten.

Ich nahm mir ein Jahr Auszeit von Schule und Sport und widmete mich voll und ganz der Musik. Etwa 2008 wurde ich von einer großen Agentur in Hollywood als Model unter Vertrag genommen, und von da an öffneten sich mir immer wieder neue Möglichkeiten. Ich hatte keine Ahnung, dass mir in ein paar Monaten der Deal meines Lebens angeboten werden würde: am Silvesterabend im Times Square zu spielen und vor 1,2 Millionen Menschen als Vorsängerin für Jennifer Lopez aufzutreten. Niemals hätte ich das von dem Standpunkt als Neunzehnjährige vorhersehen können.

Der Tag meines neunzehnten Geburtstages war der letzte Tag, an dem ich in meinem Elternhaus lebte. Es war das letzte Mal, dass ich die Gewaltausbrüche meines Vaters ertragen konnte, ohne etwas dagegen zu unternehmen. Ich weiß nicht, was den schrecklichen Zwischenfall zwischen meinem Vater und meinem kleinen Bruder an diesem Tag ausgelöst hatte, aber als ich die Schreie hörte, rannte ich los, um zu helfen. Ein Ereignis nach dem anderen geschah und an einem schrecklichen Nachmittag an meinem neunzehnten Geburtstag landete ich mit blauen Flecken an den Armen, wo mein Vater mich gepackt hatte, auf der Polizeiwache. Irgendetwas daran, ein volljähriger Erwachsener zu sein, hat meine Sicht auf Gewalt völlig verändert. Es war einfach nicht mehr in Ordnung. Ich habe versucht, meinen Bruder zu verteidigen, aber die Polizei konnte nichts dagegen unternehmen, denn als sie bei mir zu Hause ankamen, belogen meine Eltern den Beamten über das Geschehene.

Jahre später kam derselbe Polizist zu dem Haus, in dem mein Bruder und meine Mutter nach ihrer Scheidung lebten, nur dass meine Mutter dieses Mal der Polizei alles erzählte und meinen Bruder verriet, um sich selbst zu schützen. Seitdem habe ich ihr vergeben, aber als ich an diesem Tag dem Polizisten gegenüber saß, erzählte ich ihm die Wahrheit darüber, was vor all den Jahren an meinem neunzehnten Geburtstag passiert war. Ich gab ihm die fehlenden Puzzleteile über meinen Vater und meine Kindheit, Teile, die ich an diesem Tag mit neunzehn noch nicht einmal bei mir hatte. Er hörte zu und entschuldigte sich, bereit, den Ausbruch meines Bruders zumindest mit ganz anderen Augen zu betrachten.

Als ich an diesen Tag im Jahr 2008 zurückblickte, und ich meinem Bruder nicht helfen konnte, kam mir der Gedanke, dass ich mich von meiner Familie unabhängig machen musste, wenn ich meine Geschwister jemals retten wollte. Also packte ich noch am selben Tag, an meinem neunzehnten Geburtstag, alle meine Habseligkeiten in mein erstes Auto und zog innerhalb weniger Minuten aus, um ein eigenständiges Leben zu beginnen. Ich zog monatelang von Ort zu Ort, von der Couch eines Freundes zur anderen, bis ich schließlich in meiner eigenen winzigen Kellerwohnung in Manhattan Beach landete. Ich habe es für 500 Dollar über eine Zeitungsanzeige gemietet. Ich war so stolz auf mich. Es war eine kleine Wohnung, aber sie lag zwei Blocks von meinem Lieblingsstrand entfernt. Ich tat alles dafür, um es möglich zu machen. Modeln half dabei, die Rechnungen zu bezahlen.

Das Modeln öffnete außerdem die Tür zur Musik. Durch einen Model Job lernte ich meinen ersten Manager kennen, einen Mann, der mit Gwen Stefanis „No Doubt"-Band getanzt hatte. Er nahm mich bei einer Produktionsfirma unter Vertrag, die von einem Mann geleitet wurde, der seit den 90er-Jahren eine Pop-Ikone war. Dann organisierte er mir einen Musikverlagsvertrag mit einem Unternehmen in New York, der mir einen Deal mit einem Hautpflege Unternehmen namens Nivea vermittelte, der Hauptsponsor der legendären Silvesterveranstaltung im Times Square war. Einfach so, nur wenige Monate nach dem Auszug aus meinem Elternhaus, wurde ich entdeckt.

Groß Rauskommen

Ich wusste noch nicht, dass ich es in der Musikbranche geschafft hatte, als diese Deals zustande kamen. Ich dachte, dass "Groß Rauskommen" davon geprägt sein würde, ein Team von Menschen zu haben, denen ich sehr am Herzen liege und die bereit sind, mich als Künstlerin weiterzuentwickeln. Ich dachte, es wäre wie ein Auftritt im Café, nur größer, und dass mein Team mir dabei helfen würde, die Geschichten hinter meiner Musik mit der Welt zu teilen. Damals wünschte ich mir so sehr, dass sich irgendjemand die Zeit nimmt, mich kennenzulernen und mich persönlich zur nächsten Ebene, wer ich sein könnte, weiterentwickelt. Ich wünschte, meine Eltern hätten es getan. Aber ich war so naiv in Bezug auf die Welt der Musik, dass ich, als ich diese Verträge unterschrieb, bald feststellen musste, dass ich eine missbräuchliche Situation für eine andere ausgetauscht hatte, nur dass diese sich auszahlte: Geld.

Ich war die Hektik des Geschäftslebens nicht gewohnt. Ich war es nicht gewohnt, wie ein Produkt behandelt zu werden. So erstaunlich es auch klingen mag, vor 1,2 Millionen Menschen im Times Square aufgetreten zu sein, der Weg dorthin war alles andere als glamourös. Ich war völlig allein und ohne Familie, gerade einem äußerst schrecklichen Leben zu Hause entkommen, nur um dort auf Menschen zu treffen, die mich nicht mehr schätzten als ein Dollarzeichen. Der einzige Gedanke in meinem Kopf war: „Wie kann ich meine Geschwister retten?" und „Werde ich jemals wieder aufs College gehen?" Alles fühlte sich gehetzt und fehl am Platz an, obwohl es natürlich mit Aufregung, Freude und Nervenkitzel einherging. Ich habe mich ganz alleine auf den Times Square Auftritt vorbereitet. Es war nervenaufreibend und chaotisch, weil ich bisher nur in einem kleinen Rahmen aufgetreten bin. Auch für den Live-Auftritt im Fernsehen wurde ich von niemandem trainiert. Als ich also kurz vor dem Live-Auftritt auf der Bühne stand, musste mir der Kameramann sagen, wo ich hinschauen sollte. "Honey! Du musst in die Kamera schauen!" Er schrie über den Lärm von einer Million Menschen hinweg. Es war mir so peinlich. Ich war noch nie zuvor vor einer Fernsehkamera. Ich bemühte mich, es richtig zu machen, bevor der Ball auf dem Times Square landete und mir ein falsches Lächeln ins Gesicht zauberte.

Das Einzige, worauf ich mich auf dieser verrückten Fahrt vorbereitet fühlte, war die Aufnahme meiner Demo im Studio. Monate vor dem Auftritt wurde ich in die Sony Studios gebracht, um meine Songs aufzunehmen, die in Niveas landesweiten TV-Werbespots veröffentlicht werden sollten. Ich war wirklich dankbar für die paar Stunden, die ich in der High School mit meinem Freund in seinem Schlafzimmer damit verbracht hatte, mein erstes Album aufzunehmen. In den Sony Studios hat man sich wirklich auf diesen Tag vorbereitet. Dies war mein Lieblingstag und ich sehnte mich danach, ihn mit meiner Familie zu teilen. Trotz der misslichen Lage lud ich sie zu einer Session ins Studio ein, aber es war nicht das, was ich mir erhofft hatte. Sie wussten immer noch nicht, wie sie mich feiern sollten. Das ist ihnen nie gut gelungen. Sie wussten nur, wie sie mich kritisieren sollten. Als ich ein von mir komponiertes Lied teilte, war es zu hoch oder außerhalb meines Stimmumfangs oder sie verstanden nicht, was mein Text bedeutete. Ich konnte spüren, dass sie sich an diesem Tag für mich freuten, aber sie wussten nicht, wie sie es ausdrücken sollen, dass sie stolz auf mich waren.

Aus der zunehmenden emotionalen Distanz zwischen uns wurde eine immer größere physische Distanz. Nach dem Times Square zog ich von dieser winzigen Kellerwohnung in Manhattan Beach weg und ließ mich in den Hügeln des Topanga Canyon nieder, wo ich ein kleines gelbes Häuschen in der Medley Lane mietete.

Dem Lärm der Manhattans entfliehen

Topanga liegt südlich des Malibu Canyon in Los Angeles, etwa eine Autostunde von meiner Heimatstadt Manhattan Beach entfernt. Ich habe mich sofort darin verliebt, als ich wegen eines Modelauftrags dorthin ging. Es fühlte sich an, als ob ich endlich Frieden und die Stille finden könnte, nach denen ich mich sehnte, aber Stille und Frieden waren nicht das, was mein Team im Sinn hatte.

Ein paar Monate nach meinem großen Aufstieg an die Spitze des Big Apple plante mein Team eine große Tour durch Amerikas größte Plattenfirmen in der Hoffnung, den richtigen Deal für mich zu finden. Ich habe für Clive Davis von Sony Records in seinem privaten Bungalow im Sunset Hotel in Beverly Hills vorgesungen. Ich traf Ron Fair von Universal/Interscope Records, den Mann, der Christina Aguilera, Pink und Kelly Clarkson entdeckt hatte, und viele der bekannten Künstlerinnen, die du vielleicht kennst. Dann flog ich nach New York, um mich mit Universal NYC zu treffen, und nach Atlanta, Georgia, um mich mit Atlantic Records zu treffen, und dann nach Burbank, um mich mit Walt Disney Records zu treffen. Von all den Leuten, mit denen ich mich getroffen hatte, beschloss mein Team, mich bei einem Mann namens Nadir Khayat unter Vertrag zu nehmen, einem Mann, der in der Musik als RedOne bekannt ist. Er arbeitete vor allem mit Lady Gaga zusammen, um ihre größten Hits zu produzieren. Aber ich wurde nicht gefragt, bei wem ich unterschreiben würde – es wurde mir gesagt.

Eines Tages erhielt ich einen Anruf von meinem Manager, der mir sagte, ich solle meine Koffer packen, weil ich nach Schweden ziehen werde, um bei RedOne zu arbeiten. Du kannst dir meinen Widerstand gegen den Gedanken vorstellen, noch einmal umziehen zu müssen, insbesondere nachdem ich gerade an dem einzigen Ort gelandet bin, der mir inmitten des Chaos einigermaßen Stabilität bot. Ich wollte einfach nur zu Hause in meinem kleinen Häuschen sein, Tee trinken und mich ausruhen. Außerdem war ich immer noch damit beschäftigt, die Tatsache zu verarbeiten, dass ich nie wieder aufs College gehen würde und wahrscheinlich auch nie Psychologin werden würde. Ich wusste nicht, dass ich es in der Musikindustrie geschafft hatte. Es fühlte sich alles einfach wie ein Durcheinander an, ein vertrautes Problem, ein Problem, das ein für alle Mal hinter mir gelassen werden musste.

Also habe ich meinem Manager gesagt: „Ich gehe nicht nach Schweden" und habe stattdessen alles aufgegeben. Ich dachte, es würde sicherlich noch ein weiterer Deal kommen. Ich meine, es war Hollywood, und ich war direkt an die Spitze gegangen, ohne es überhaupt zu versuchen. Wie schwer könnte es sein, dass ein weiterer Deal zustande kommt? Ich teilte meinem Team mit, dass ich gekündigt habe, und schickte meine letzten E-Mails und SMS. Ich legte mein Handy auf und als ich wegging, hörte ich eine hörbare Stimme, die zu mir sagte: „Dieser Zug wird erst in zehn Jahren zum Bahnhof zurückkehren." Ich wusste nicht, dass Gott sprach. Ein Zug, eine Karriere oder Ähnliches war mir egal. Ich wollte einfach nur Frieden von dem, was sich anfühlte, als würde ein ganzes Sonnensystem voller Schmerz meinen Geist umkreisen. Aber als ich ein paar Schritte in die nächste Saison vorwärts ging, von der ich dachte, sie würde eine Zeit des Friedens und der Stille werden, geriet ich stattdessen in meinen schlimmsten Albtraum, einen Albtraum, der am Ende meine zehnjährige Reise sein würde, um die Teile meines Lebens wieder zusammen zu stückeln.

✦

Kapitel 2

Meine zehnjährige Suche nach der Wahrheit

In dem Moment, als ich meinen Managern sagte, dass ich mit der Musik abgeschlossen habe, war es, als wäre meine innere Welt implodiert. Ich begann Albträume zu haben, ich hatte Angst vor dem Einschlafen, Angst vor dem Aufwachen, Angst vor der Dunkelheit und Angst vor meinem eigenen Spiegelbild. Ich hasste meinen Körper und fühlte mich die ganze Zeit eklig, als wollte ich mir die Haut abreißen. Ich habe dreimal am Tag geduscht, aber nichts hat geholfen. Ich konnte mein Haus kaum verlassen, und wenn doch, dann nur, um im Laden Lebensmittel zu kaufen, was mich überforderte, weil ich es nicht gewohnt war, so viel Geld zu haben. Alle zwei Wochen kamen Schecks mit Tausenden von Dollar aus den von mir unterzeichneten Verträgen per Post an, aber ich wusste immer noch nicht, wie ich für mich selbst sorgen sollte. Niemand hätte mich auf das vorbereiten können, was ich 2010 durchmachen musste.

Meine einzigen Freunde waren eine ältere Frau aus Manhattan Beach, ein Ex-Freund und mein Lehrer der siebten Klasse, mit dem ich Kontakt gehalten hatte. Ich besuchte ihn regelmäßig, seit mein Vater mich in der siebten Klasse an eine andere Schule wechselte. Er fühlte sich bedroht, weil dieser Lehrer mich zum Schreiben befähigt hatte, aber Herr Peters war jedermanns Lieblingslehrer und der einzige Mensch, der schon in jungen Jahren an mich geglaubt hatte. Ich weiß nicht, was ich ohne ihn und meine wöchentlichen Besuche in seinem Haus getan hätte. Mein Leben brach zusammen, und so schwierig es für mich auch war, überhaupt irgendwo hinzugehen, fuhr ich jedes Wochenende eine Stunde zu ihm, weil ich seine Hilfe dringend brauchte. Er half mir, den Wahnsinn meines Lebens zu verarbeiten.

Das Verrückteste an allem war, wie seltsam es war, dass ich keine Ahnung hatte, woher diese verrückten Ängste und Symptome kamen. Ich wusste, dass mein Familienleben schwierig gewesen war und dass mein Vater gewalttätig und gemein gewesen war, aber darüber hinaus gab es keinen wirklichen Grund für all mein Leiden. Dennoch war ich fest entschlossen, es herauszufinden. Meine Gespräche mit Herrn Peters haben mir geholfen, die mysteriösen Teile meines Puzzles zu entschlüsseln. Er hörte zu und stellte Fragen. Er hat nie versucht, meine Geschichte in irgendeiner Weise zu beeinflussen oder daraus Rückschlüsse zu ziehen. Er war geduldig und ermutigend und ließ mich einfach reden.

Eines Tages, Monate später, hörte ich mich selbst reden und in meinem Kopf machte es irgendwie Klick. Ich habe zum Ausdruck gebracht, welche Angst ich bisher hatte und wie ekelhaft ich mich bei der Vorstellung fühlte, berührt zu werden. Ich hörte die Worte aus meinem Mund kommen und dachte bei mir: „Wow, ich klinge wie jemand, der vergewaltigt oder misshandelt wurde oder so etwas Verrücktes." Aber es hat mich verwirrt. Ich hatte keine Erinnerung daran, dass mir jemals etwas Derartiges passiert wäre – überhaupt keine Erinnerungen –, aber ich hatte alle Symptome. Es war ein seltsamer Moment, als ich mich selbst so sprechen hörte, und ich wusste, dass ich der Sache auf den Grund gehen musste. Ich musste die Wahrheit darüber herausfinden, was mit mir passiert war.

Ich tat alles, was ich konnte, um meine Erinnerungen auszugraben. Ich begann zu schreiben, Träume aufzuzeichnen und neue Lieder zu komponieren. Ich habe Lieder wie „More Than Most" und „Someday You'll Be Free" geschrieben, deren tiefe und eindringliche melancholische Texte kleine Teile meines blutenden Herzens enthüllten. Jedes Mal, wenn ich schrieb, fühlte ich mich der Wahrheit näher. Mein Leben fühlte sich wie ein riesiges Mysterium an, und ich dachte, wenn ich einfach weiter schreiben und mich ausdrücken könnte, könnte ich vielleicht herausfinden, was das tiefe, dunkle Geheimnis war.

Es kam mir nie in den Sinn, dass ich einfach im Gebet zu Gott sprechen und Offenbarung oder Heilung erhalten könnte. Stattdessen fing ich an, mit den Menschen zu sprechen, die im Topanga Canyon lebten und die scheinbar Antworten darauf hatten, wie man heilt, obwohl sie in Wirklichkeit genauso verloren und gebrochen waren wie ich. Es war eine Gemeinschaft von LA-Hippies, Suchenden, Wanderern, modernen Philosophen und Mystikern. Ich wurde bald mit der Idee der Rückführung in frühere Leben vertraut gemacht, lehnte sie jedoch ab, weil es so verwirrend und lächerlich war, alle möglichen anderen Leben durchsuchen zu müssen, um meine aktuelle Geschichte herauszufinden. Außerdem war der Schmerz, den ich empfand, zu vertraut, als dass er der Schmerz eines anderen Menschen in einem anderen Leben irgendwo anders in der Geschichte gewesen wäre. Also blieb ich bei dem, was ich wusste, nämlich Traumtagebuch schreiben und Songwriting. Dies brachte mich zu der Erschließung von Erinnerungen, in denen die Wahrheit verborgen war, immer näher.

Endlich, nach Monaten des Tagebuch-Schreibens, sah ich es zum ersten Mal. Ich hatte einen kleinen Einblick in eine sehr frühe

Erinnerung daran, dass ich vielleicht ungewollt berührt wurde, aber von wem? Ich wusste es noch nicht. Dennoch gab mir dieses kleine Puzzleteil Hoffnung, und es reichte aus, dass ich ins Auto stieg und den ganzen Weg nach Manhattan Beach fuhr, um meine Eltern darüber zu befragen. Ich war mir sicher, dass sie es wissen würden und mir mehr erzählen könnten, wenn etwas passiert wäre. Genau das habe ich also getan, aber es lief anders, als ich gedacht hatte.

Konfrontation meiner Eltern

Ich fuhr eine Stunde in meine Heimatstadt und interviewte meine Eltern. Ich habe mit meiner Mutter angefangen. Ich erzählte ihr alles, was ich durchmachte. Dann fragte ich sie schlicht: „Mama, gibt es etwas, das du mir über mein Leben verschweigst? Bist du sicher, dass mir nichts passiert ist? Hast du irgendwelche Erinnerungen, die mir helfen könnten?" Aber mir wurde auf dramatische Weise versichert, dass sie so vorsichtig mit mir gewesen war und nichts wusste. Natürlich war ich mit dieser Antwort nicht zufrieden, denn mein Körper und meine Seele schrien eine andere Geschichte.

Als nächstes ging ich zu meinem Vater, der in seinem Büro in der Nähe war. Ich setzte mich vor ihn hin und bat ihn, mir die Wahrheit zu sagen. „Papa, was ist mit mir passiert? Ich habe das Gefühl, dass mich jemand sexuell missbraucht oder belästigt hat. Vielleicht war es ein Babysitter. Vielleicht war es jemand in der Schule. Ich weiß es nicht, aber ich habe alle diese Symptome. Kannst du mir etwas sagen?" Seine Reaktion war ein Schock für mein System. Nein, er hat nichts zugegeben. Stattdessen sagte er mir: „Es ist besser, diese Dinge in der Vergangenheit zu belassen." Das ist alles, was er sagen konnte.

Ich weiß nicht, wie es sich angefühlt hätte, wenn er die Wahrheit gesagt hätte. Vielleicht wäre es eine Erleichterung gewesen. Aber während er redete, war es, als ob ich Musik hören würde, die Art von Musik, die in einem Horrorfilm erklingt, wenn der Mörder dem Opfer von Angesicht zu Angesicht begegnet. Genau in diesem Moment, als ich ihm gegenüber saß und zusah, wie er mich liebevoll anlog und mir sagte, ich solle die Sache in Ruhe lassen, wusste ich, dass er derjenige war, der mich missbraucht hatte. Ich hatte immer noch keine klare Erinnerung an die ganze Sache, aber ich konnte mir endlich sicher sein, dass ich nicht verrückt wurde und dass meine Symptome tatsächlich mit realen Ereignissen zusammenhingen.

Ich fuhr zitternd und schockiert, angewidert und desillusioniert nach Hause. Ich wusste nicht, was ich als nächstes tun sollte, aber zumindest wusste ich jetzt, dass die Wahrheit existierte und ich eine ungefähre Richtung hatte, wo ich graben musste. Was auch immer die Wahrheit war, ich war entschlossen, sie zu finden und zu heilen, egal was passierte. Es musste getan werden. Wenn es nur ein kleines Leiden gewesen wäre, hätte ich mir vielleicht nicht so entschlossen vorgenommen, meine Vergangenheit auszugraben und zu heilen. Aber die Schmerzen, die ich hatte, die Symptome, die sich manifestierten, und das gelähmte Leben, das ich führte, waren einfach zu groß, um sie zu ignorieren. Ich musste der Sache auf den Grund gehen und die Wahrheit finden, wenn ich heilen wollte, dachte ich zumindest. Bis zu diesem Punkt in meinem Leben habe ich geglaubt, was die Welt mir gesagt hat: dass ich, um zu heilen, die ganze Wahrheit, meine Wahrheit, erfahren, sie kennen, sie besitzen und hart daran arbeiten muss, sie umzuwandeln. Dann hätte ich ein gutes Leben – aber ich sollte es besser in die Tat umsetzen, bevor mich die Symptome des Missbrauchs umbringen.

Nach Delfina graben

Ich kehrte zu meiner Hütte in Topanga zurück und änderte meine Telefonnummer. Ich habe sogar meinen Mietvertrag gekündigt und bin in ein Haus bei einem Freund im Canyon eingezogen, weil ich in meinem Geist spürte, dass mein Vater versuchen würde, mich zu finden. Ich bin so schnell wie möglich umgezogen. Ich wusste damals noch nicht, dass er tatsächlich zu mir gekommen war. Jahre später erfuhr ich von meiner Mutter, dass mein Vater, kurz nachdem wir uns zum Gespräch hingesetzt hatten, mit Blumen in der Hand nach Topanga fuhr. Er schaute zum Fenster und war traurig, als er sah, dass meine Möbel verschwunden waren. So hat es jedenfalls meine Mutter beschrieben. Diese Geschichte lässt mich erschaudern. Ich bin so froh, dass ich nicht mehr dort gelebt habe. Ich bin so dankbar, dass Gott mich, so entfernt ich von ihm zu dieser Zeit auch war, immer noch führte und mir sagte, ich solle mich in Sicherheit bringen.

Mein Freund im Canyon ließ mich in seinem Gästezimmer übernachten, in dem einst seine Tochter wohnte. Sie war wie alle anderen in meinem Alter auf dem College. Mein Freund war Komponist für Nickelodeon, daher teilten wir die Leidenschaft für Musik und Geschichtenerzählen. Er war nett und nicht wie mein Vater. Ich erinnere mich an das eine Mal, als er mir beim Bau einer Kommode half und so nett zu mir war, dass ich weinte, weil ich noch nie erlebt hatte, dass mir geholfen wurde, ohne dass ich angeschrien wurde. Das Untertauchen brachte meinen erdrückenden emotionalen Schmerz, den ich hatte, noch mehr ans Licht. Mein Körper und mein Gehirn konnten so viel Druck freisetzen, dass nach und nach fehlende Erinnerungen an die Oberfläche kamen und diese Erinnerungen in meinem Körper weiterhin eine andere Geschichte erzählten, als die Geschichte, die meine Eltern berichteten. Ich hatte Angst davor, was ich über mein Leben herausfinden würde, aber die Wahrheit war mir jetzt so wichtig, dass ich entschlossen war, sie herauszufinden, auch wenn das den Verlust meiner Familie bedeuten würde.

Kurz nachdem ich dieses Gelübde abgelegt hatte, erschien aus dem Nichts eine riesige Schwellung in meinem Gesicht. Von einem Moment auf den anderen tauchte unter meinem Kinn ein tumorartiger Vorsprung auf, die mich wie einen Ochsenfrosch aussehen ließ. Es war grotesk! Ich meine, ich konnte angesichts all des Ekels und Hasses in meinem Körper kaum in den Spiegel schauen. Und jetzt mit einem Ochsenfrosch Gesicht war es so ziemlich das Letzte, was ich ertragen konnte. Ich kann dir jetzt sagen, dass die Reise mit diesem Tumor ähnlichen Ding noch sieben Jahre dauern würde, bis jemand es diagnostizieren könnte, und selbst mit der Diagnose wäre kein Arzt in der Lage, es zu heilen. Ich würde mich noch zwei großen Operationen und sieben chirurgischen Eingriffen unterziehen, um es zu behandeln, aber nichts half. Die Ärzte wussten zumindest, dass es nicht krebsartig war; unter meinem rechten Kiefer sammelte sich eine Tasche mit Lymphflüssigkeit, die regelmäßig geleert werden musste, und die Beschichtung der Zyste wurde mit ätzenden Chemikalien verbrannt. Diese Deformität würde die Art und Weise prägen, wie ich mein Leben gestalten und wofür ich in Zukunft Zeit, Geld und Energie aufwenden würde, denn jetzt musste ich zwei große Rätsel lösen: meine Geschichte und eine chronische Krankheit.

Der Frieden, den ich durch das Aufgeben meiner Musikkarriere zu finden glaubte, stellte sich nie ein, weil mich das Trauma so sehr beschäftigte, dass ich kein normales Leben führen konnte. Und jetzt plagte mich auch noch meine Gesundheit mit mehr Angst und einer ständigen Suche nach Antworten und Heilung. In dieser Zeit kam mir nie der Gedanke, dass ich mich auf meinen Glauben stützen könnte, um Hoffnung oder Heilung zu finden, oder dass ich zu Gott beten könnte und er mich hören würde. Mein spirituelles Leben fühlte sich abgeschnitten an, als ob ein Teil meiner Identität als Gläubiger in meiner Jugend in Manhattan Beach geblieben wäre. Die Tage, in denen ich in der Kirche sang und in der High School den "Christian Club" leitete, lagen weit zurück und waren unter der Fassade dessen begraben, wie sich das Leben in der realen Welt abzeichnete. Nichts an meinem Glauben schien jetzt relevant zu sein. Zu glauben, dass er hilfreich gewesen wäre, mit diesem inneren Aufruhr umzugehen oder meinen Körper zu heilen, kam nicht in Frage. Der Glaube fühlte sich wie ein Luxus an, den ich mir nicht leisten konnte, bis dieser Sturm vorüber war und ich wieder gute Gedanken haben konnte.

Natürlich habe ich nie aufgehört, an Gott zu glauben, und ich wusste immer, dass es Jesus gibt, aber diese Gedanken kamen mir nicht in den Sinn, nicht als ich mich hilfesuchend umsah oder meine Reflexion im Spiegel sah. Alles, was ich sah, war Dunkelheit, und die einzige Hoffnung, die ich fand, war draußen in der Natur, als ich in den Santa Monica Mountains rund um Topanga wanderte. Ich wusste es damals noch nicht, aber Gott würde mir auf diesen Wanderungen durch die Natur heimlich durch die stille Pracht der Bäume, durch den Duft meiner Wildblumensträuße, durch die Sanftheit der Schmetterlinge, die in der Nähe meines Fensters landeten, begegnen und durch den Gesang der Vögel zu mir sprechen.

Topanga war ein wunderschöner Ort, weshalb es Hollywood-Aussteiger, Hippies und Künstler dorthin zog, um sich von der Welt zurückzuziehen und sich mit Gott zu heilen und zu verbinden, obwohl sie ihn nicht Gott nannten – sie nannten ihn „Universum" oder „Energie" oder „Mutter Natur." Das habe ich gelernt, als ich dort einen Job im örtlichen Café annahm und mich mit Astrologen, Tarot-Lesern, Ärzten, Heilpraktikern, Hellsehern, Schriftstellern und Schauspielern anfreundete. Sie waren ein Stamm verlorener Seelen, und ich fühlte mich um sie herum lebendig und war neugierig darauf, wie sie den Dingen einen Sinn gaben. Der Schmerz meiner Vergangenheit schmerzte weniger, als ich in ihrer Nähe war, weil sie so freundlich und akzeptierend waren

Sie empfahlen mir, einige Selbsthilfebücher über die Heilung sexueller Traumata zu lesen. Diese Bücher sagten mir, dass ich, um meine Vergangenheit zu überwinden, zunächst Mitgefühl für mich selbst haben sollte und dann sozusagen sexuell „wieder aufs Pferd steigen" müsse. Also tat ich, was ich konnte, und nahm den Mut zusammen, den ich brauchte, um mit dem Dating zu beginnen und hart daran zu arbeiten, meine Angst vor Sex und Intimität zu überwinden, weil ich dachte, dass es mich heilen würde. Wenn ich jetzt zurückblicke, da ich zu 100 % von allen Auslösern, Trauma Symptomen und sogar der chronischen Krankheit befreit bin, wird mir klar, dass in keinem dieser Bücher jemals die Möglichkeit erwähnt wurde, dauerhaft von einem Trauma geheilt zu werden. Die Heilung wurde vielmehr daran gemessen, wie gut ich mein Leben nach dem Trauma anpassen würde und wie gut ich mit meinen Symptomen umgehen kann. Laut Selbsthilfe und diesen psychologischen Büchern, die ich las, gab es kein Ende der Heilung. Das Gehirn und der Körper würden das tun, was sie am besten können, nämlich sich anpassen und assimilieren, und ich sollte mit diesem Ergebnis zufrieden sein. Ich glaubte an diese begrenzenden Wahrheiten und setzte meine ganze Energie und Mühe darauf ein, der beste Manager und Schmerzassimilator zu sein, den die Welt je gesehen hatte.

Es würde lange dauern, bis ich erfahren würde, dass Gott, der Schöpfer von Sex und meinem Körper, meine Angst vor Sex sofort beseitigen, meinen Körper heilen und mich von der Leere, die ich hatte befreien kann, weil mir meine Unschuld und Jungfräulichkeit gestohlen wurde. Zu diesem Zeitpunkt schätzte ich weder meinen Körper noch meine Jungfräulichkeit, und das Streben nach völliger Heilung war keine Option, die mir angeboten wurde. Soweit ich wusste, hatte ich das

Gefühl, meine Reinheit sei gestohlen worden und mein ganzes Leben sei eine Lüge gewesen.

Welchen Unterschied machte Reinheit jetzt überhaupt noch aus? Ich dachte, ich würde mir selbst einen Gefallen tun, indem ich mit meiner Sexualität experimentiere, als ob es mir irgendwie Freiheit bringen würde, alle Aromen des Lebens auszuprobieren. Ich wusste nicht, dass ich mich mit jeder Seelenbindung, die ich im Geiste mit außerehelichen Sexualpartnern knüpfte, noch weiter in spirituelle Knechtschaft verstrickte. Ich hasste den Gedanken an eine Ehe und verfluchte den Gedanken, Mutter zu werden, aufs Schärfste. Für mich waren das die toten Träume eines naiven katholischen Mädchens. Ich hasste meinen Körper so sehr, dass ich oft betete, dass meine Gebärmutter austrocknen und sich schließen würde, damit ich nie schwanger werde. Ich wusste nicht, dass dies bereits meine Realität war, weil ich mich nicht daran erinnern konnte, dass ich mit dreizehn zu einer Abtreibung gezwungen wurde und sie meine Gebärmutter verbrannten, mit genau derselben Prozedur, wie sie die Innenseite meines geschwollenen Gesichts verbrennen würden. Gott erlaubte mir nicht, diesen Teil meines Lebens zu sehen, nicht bis ich von dem Trauma geheilt war und ein Jahrzehnt später heiratete und mein Mutterleib bereits geheilt war.

Also tat ich mein Bestes, um meine Weltanschauung aufzubauen, was mir im Canyon beigebracht wurde. Ich habe mein Bestes getan, um mein Leben nach dem Trauma wieder in den Griff zu bekommen, indem ich Wandern und Lieder schreiben verwendete, um die Schönheit im Schmerz zu finden. Und als diese Heilmittel erschöpft waren, lernte ich den heilenden Geist der Moderne kennen: das Rauchen von Gras.

Der Wahrheit entfliehen

High zu werden wurde Teil meiner „Selbstfürsorge" und wie ich „mich selbst liebte" und „Mitgefühl" für „meinen Prozess" hatte. Ich fing zum Spaß mit dem Rauchen an, aber irgendwann wandte ich mich dem zu, um Frieden und Komfort zu finden, das war, als das Rauchen gefährlich wurde, denn schließlich haben alle weltlichen Heilmittel ein Verfallsdatum dafür, wie lange sie wirksam sind. Als Drogen und Alkohol mir keinen Komfort mehr geben konnten, stolperte ich kopfüber in eine fast tödliche Depression mit saisonalen Schwankungen von Selbstmordgedanken.

Zu diesem Zeitpunkt im Jahr 2012 war meine Musikkarriere an die Seitenlinie verschoben, aber nicht nur wegen meines inneren Gefühls, sondern wegen all der Dinge, mit denen ich gesundheitlich zu kämpfen hatte. Es war für mich körperlich schwierig, eine Show abzulegen und dann alle drei Monate mein Gesicht nach den Operationen und Eingriffen, die ich hatte, rehabilitieren zu müssen. Darüber hinaus hatte der Fachchirurg der UCLA bei einer meiner Operationen versehentlich einen Nerv in der Nähe meines Mundes, was mein Lächeln auslöste, durchtrennt. Obwohl es ihr gelang, ihn zu rekonstruieren, bevor ich aus der Narkose erwachte, war der Nerv beschädigt und mein Lächeln nicht mehr das Gleiche. Als ich nun versuchte zu lächeln, fühlte sich die rechte Seite meines Gesichts schwer und träge an und mein Lächeln kam nicht richtig zum Ausdruck.

Zum Glück betrat zufällig ein Gesichtsnerven-Spezialist 2013 hier in Venice Beach den New-Age-Buchladen, in dem ich arbeitete. Ich war aus dem Canyon zurück in die Gesellschaft gezogen, und wir wurden schnell Freunde. Sie gab mir Gesichts-Bewegungsübungen, die meine Nerven und mein Lächeln wieder stärkten. Mit der Zeit wurde mein Lächeln immer besser.

Ständig kamen Menschen an meinen Arbeitsplatz, die mir wundersame Durchbrüche bescherten, nach denen ich nicht einmal gefragt hatte. Eine Person insbesondere war ein Gesangslehrer, der auf mich zukam, als ich gerade ein Regal abstaubte. Er sagte, er wisse, dass ich Sängerin sei, und er wolle mir das Singen beibringen. Er war derjenige gewesen, der Whitney Houston geholfen hatte, ihre Stimme wiederzuerlangen, nachdem sie sie durch Drogen verloren hatte, und er hatte mit der Sängerin von Journey und einer langen Liste anderer zusammengearbeitet. Aber ich wusste nicht, wer in aller Welt dieser Mann war, aber etwas in mir sagte mir, ich solle es versuchen, also tat ich es.

Ich traf ihn kostenlos für zwei fünfzehnminütige Gesang-Sitzungen im Wert von 300 US-Dollar pro Sitzung. In diesen fünfzehn Minuten veränderte sich meine Stimme so dramatisch, als ich zum Reden den Mund öffnete, begann ich sofort zu weinen. Meine Stimme war um eine Oktave gesunken und mein Stimmumfang hatte sich verdoppelt. „Das ist deine Stimme, Honey", sagte er zu mir. Es war eine unvergessliche Begegnung, die mich für immer verändert hat. Ich habe diese Technik zu Hause in Santa Monica fleißig praktiziert und sie hat mir geholfen, die Schmerzen und Traumata in meinem Nacken zu lösen. Es war unglaublich, und es hat mir geholfen, auf eine Weise zu singen, die die Klänge in meinem Herzen besser einfangen konnte.

Die Stimm Erweiterung ermöglichte es mir, Noten in einem gerade geschriebenen Lied namens „Free" zu treffen. Ich war so glücklich, es endlich so singen zu können, wie ich es wollte. Die Lieder, die ich in dieser Zeit von 2013 bis 2014 schrieb, gaben mir Kraft zurück aus dem melancholischen, selbst suchenden Ort, an dem ich in Topanga gewesen war, in eine Zeit voller Spaß zu gelangen. Mein musikalisches Zuhause fand ich in einem örtlichen Veranstaltungsort in Venice Beach namens The WitzEnd. Ich habe es irgendwie geschafft, trotz aller

Operationen regelmäßige Auftritte zu geben, und habe als Künstler wieder Fahrt aufgenommen. Es war wie damals im Café in meiner Heimatstadt, als sich die Leute für meine Lieder interessierten und dafür, wer ich war. Ich hatte Spaß bei meinen Shows. Ich lud Maler ein, während ich sang, mit mir auf der Bühne zu malen, und ich reichte meinen Hut durch den Raum, damit die Zuhörer Ermutigungs und Bestätigungs Worte herausfischen konnten, die ich auf winzige Zettel geschrieben hatte. Doch aus dem Nichts und passend zu meiner Geschichte starb der Besitzer des Veranstaltungsortes im Schlaf an einem Herzinfarkt und der Veranstaltungsort wurde geschlossen.

Ich wusste nicht, wo ich sonst spielen sollte, weil es im Westen von LA nicht viele Veranstaltungsorte gab und Hollywood mich aufgrund dessen, was ich durchgemacht hatte, nicht so sehr ansprach. Ich hatte Angst davor, wieder in die Welt der Großindustrie hineingezogen zu werden und erneut wie ein Produkt herumgeschubst zu werden. Stattdessen beendete ich die Aufnahme meiner Alben mit meinem Freund in Venice, und als wir uns trennten, zog ich mit einem anderen Mann in New York zusammen, den ich bei Whole Foods in der Stadt kennengelernt hatte.

Dieser Typ war Herausgeber mehrerer großer Fitness Magazine und er hat mir geholfen, ein ganz neues Kapitel meines Lebens aufzuschlagen. Er war ein wirklich netter Mann und bei einem seiner Besuche in LA lud er mich ein, im legendären Gold's Gym in Venice Beach für den legendären Arnold Schwarzenegger zu spielen, der ein enger persönlicher Freund von ihm war. Seine Welt war aufregend und neu, und 2014 zog ich quer durch das Land nach Manhattan, New York, um dort mit ihm zu leben, in der Überzeugung, dass unser Altersunterschied von zwanzig Jahren kein Problem, sondern vielmehr eine Brücke in die Sicherheit darstellen würde. Das ist natürlich nie passiert. Ich bekam nie die Sicherheit, die ich suchte, weil mein Leben immer noch von Traumata, Sucht und Selbstmordgedanken geprägt war und er ein Workaholic war.

Solange die Beziehung anhielt, habe ich das Beste aus ihr gemacht, indem ich meine Wunden bis ins kleinste Detail mit Klamotten für den roten Teppich verband und mein geschwollenes Gesicht mit meinen vollen langen Haaren bedeckte. Ich habe hart gearbeitet, wie es mir in den Heilbüchern gesagt wurde, und konnte meine Symptome so weit in den Griff bekommen, dass ich ein einigermaßen normales Leben führen konnte. Trotz der schwierigen Beziehung war es eine kreative Zeit und während er arbeitete, habe ich in der einsamen Wohnung in New York viel Musik geschrieben. Er glaubte an mein Schreiben und gab mir eines Tages die Gelegenheit, seinen leitenden Redakteuren einen Zeitschriftenartikel vorzustellen. Mein Schreiben gefiel ihnen, und so bekam ich meinen ersten Teilzeitjob als Autorin für einen großen Herausgeber von Fitness Magazinen in New York.

Das Schreiben für die Zeitschriften führte mich in eine Welt ein, die ich schon vorher kannte, eine Welt voller Berühmtheiten und großer Partys, aber dieses Mal war ich zur Abwechslung die Person hinter den Kulissen und durfte Geschichten schreiben, die den Stars Kraft gaben. Ich habe eine Seite von Hollywood gesehen, die ich noch nie zuvor gesehen hatte. Ich hatte keinen Druck, Leistung zu erbringen oder mich anzupassen, weil ich kein Profisportler war. Es gab mir Einblick in eine wunderschöne Seite von Hollywood, die ich nicht erwartet hätte.

Ich habe gelernt, dass viele dieser Macher gute Menschen waren, die versuchten, mit ihrer Macht und ihrem Einfluss einen Unterschied in der Welt zu schaffen. Es schien, als ob jeder, der für seine Karriere auf der großen Leinwand bekannt war, auch außerhalb des Bildschirms einen großen Beitrag zur Gesellschaft leistete. Ich hatte diesen Teil von Hollywood noch nie erlebt, als ich in der Nähe von

Hollywood wohnte, aber jetzt in New York hatte ich das Gefühl, eine ganz andere Seite der Branche zu sehen, und es war unglaublich. Mit der Zeit lernte ich große Stars kennen, deren Ruhm über die reine Fitnesswelt hinausging, wie Dwayne Johnson, Clint Eastwood, Michael B. Jordan, Sylvester Stallone, Joe Mangianello, Sofia Vergara und Reese Witherspoon, um nur einige zu nennen.

Doch nach einer Weile, in der ich in aller Stille durch diese wilden Szenen marschierte, erwachte in mir wieder das unterdrückte Verlangen, entdeckt zu werden, und ich sehnte mich mehr denn je danach, ein Star zu sein. Ich wollte gesehen, bekannt und geliebt werden. Ungefähr zu dieser Zeit trat eine neue Freundin in mein Leben, jemand, der für mich wie eine Mutter werden würde, obwohl sie auf ganz besondere Weise zutiefst verstört war.

Vom Antichristen bemuttert

Carrie war verrückt. Ich traf sie in der mystischen Buchhandlung, bevor ich nach New York zog. Sie war die netteste, süßeste, herzlichste, gastfreundlichste und großzügigste Person, die ich je getroffen hatte – was half, ihren Wahnsinn für eine Weile zu verbergen. Sie war Ende dreißig eine frischgebackene Mutter. Sie stillte ihre kleine Tochter und lud mich oft zum Mittagessen zu sich nach Hause ein. Sie sprach mit mir über Vergebung und inspirierte mich sogar dazu, Entschuldigungsbriefe an Menschen zu schicken, die ich in der Vergangenheit verletzt hatte, einschließlich meiner Mutter. Sie machte mir extravagante Geschenke, weil sie die richtige Person kannte. Eine ihrer Freundinnen war damals mit George Clooney zusammen, und da wir die gleiche Kleidergröße hatten, schenkte sie mir jede Saison ihren gesamten Kleiderschrank voller Klamotten, wenn sie ihre Garderobe wechselte.

Carrie war äußerst spirituell und sensibel gegenüber jenseitigen Dingen. Sie verfügte über „Fähigkeiten", auf die ich neugierig war und die ich bei den Hellsehern in der Buchhandlung gesehen hatte, die Auren sahen und die Zukunft vorhersehen konnten, mit Geistführern sprechen konnten und anscheinend über den Sinn der Dinge im Leben Bescheid wussten. Durch ihre Nähe öffnete sich mir viel für diese Geisterwelt, und ich begann langsam, mich auf ähnliche Weise mit diesen Dingen zu verbinden. Meine „Fähigkeit", mich mit diesen spirituellen Realitäten zu verbinden, war ebenso sehr stark. Ich hatte kein Problem damit, Farben, Auren und Lichtkugeln zu sehen oder Fremden ermutigende Worte zu geben, die sie zu Tränen rührte. Die Möglichkeit, mich durch diese Art von Spiritualität auszudrücken, hat mir viel innere Stabilität gegeben, weil es mir geholfen hat, eine Verbindung zu den Menschen und meiner inneren Welt herzustellen, wie ich es noch nie zuvor geschafft hatte. Es war friedlich und tief.

Das Leben machte irgendwie Sinn, wenn ich es auf diese Weise über den physischen, natürlichen Bereich hinaus betrachtete und es mit spirituellen Realitäten oder „Gott" in Verbindung bringen und tiefere „Wahrheiten" über das Leben verstehen konnte. Aber nichts davon hatte einen direkten Bezug zu Gott, zumindest nicht auf traditionelle Weise, denn Carries verdrehte Lebensanschauung und ihre religiösen Überzeugungen darüber, wer sie als „Seele in diesem Leben" war, hatten keinen Bezug zur Realität. Sie glaubte, sie sei das Kind von Maria Magdalena der heimlichen Liebe Jesu, das in diesem Leben wiedergeboren wurde, mit der Mission, den Vatikan zu zerstören. (Wenn ich Emojis in dieses Buch einbringen könnte, würde ich viele davon hier einfügen.) Ich lache jetzt ziemlich heftig über das Ausmaß an Verrücktheit, nach dem sich das alles anhört, und über die Tatsache, dass ich ihr eine Zeit lang geglaubt habe. Was diese Beziehung so verwirrend machte, war, wie recht sie in manchen Dingen und in anderen so unrecht haben konnte. Was sie über sich selbst und das Leben glaubte, war offensichtlich falsch und grenzte an Wahnsinn, aber ihr Maß an Fürsorge und Liebe für mich gab mir das Gefühl, zur Familie zu gehören. Darüber hinaus tauchten regelmäßig „Zeichen und Wunder" auf, um die verrückten Dinge, die sie sagte, zu untermauern. Diese seltsame Freundschaft gab mir Komfort und stärkte mich einige Jahre lang, doch unter all dem verspürte ich immer noch ein tiefes Gefühl des Verlustes über das, was mein Leben gewesen war, und ich sehnte mich sehr danach, eine Wahrheit zu entdecken, die mich von all meinen Schmerzen und die Deformation in meinem Gesicht erlösen könnte.

Die Teile verbinden

Zu diesem Zeitpunkt in meinem Leben im Jahr 2014 hatte ich genug Teile meiner mysteriösen Vergangenheit zusammengetragen, um ein wenig besser zu verstehen, was ich als Kind durchgemacht hatte. Bevor ich nach New York zog, schrieb ich alle meine Erinnerungen in ein Sonnenblumen-Notizbuch und übergab es der Polizei in Manhattan Beach und bat um Hilfe. Doch da mein Vater den Lügendetektortest bestehen konnte, waren der Polizei die Hände gebunden und konnte mir erneut nicht helfen. Ich fühlte mich betrogen und war frustriert darüber, dass die Polizei sich weigerte, mich zu verteidigen, obwohl ich ihnen alle kriminelle Begebenheiten erzählte. Der Kriminalbeamte hatte einen tiefen Einblick in meine Geschichte. Er hatte jede Seite meines Sonnenblumen Tagebuchs fotokopiert und gelesen, bevor er meinen Vater zum Verhör anrief. Er hat lange mit mir geredet und ich dachte, er glaubt mir. Kannst du dir vorstellen, dass jemand die intimsten Berichte über deine Misshandlungen in einem Tagebuch fotokopiert und sie als polizeiliches Beweismaterial umwandelt, dir dann aber sagt, dass er dir nicht helfen wird, weil er nicht beweisen kann, dass es wahr ist? Ich habe ein Leben lang nach diesen wertvollen Erinnerungen gesucht. Sie waren meine wertvollen Puzzleteile einer fragmentierten Vergangenheit, die endlich zusammen passten und einen Sinn ergaben. Hier waren sie ganz klar, aber es reichte nicht aus, um mir zu helfen.

Der Schmerz, den ich durch diese Erfahrung verspürte, war unerträglich, vielleicht sogar noch unerträglicher als der Missbrauch, was viel bedeutet, da mir folgendes passiert ist: (*Dieser Bericht enthält keine grausamen Details.) Als ich acht Jahre alt war, fing mein Vater an, mich zu belästigen. Zu diesem Zeitpunkt begann ich im Schrank meiner Schwester zu schlafen. Dann, im Alter von zwölf Jahren, fing er an, Sex mit mir zu haben und betäubte mich manchmal auf einwöchigen Reisen. Das letzte Mal, dass er mich vergewaltigte, war im Alter von 16 Jahren, als die Misshandlungen aufhörten und ich anfing, Gitarre zu spielen. Ich habe in diesem Sonnenblumen-Tagebuch einen ausführlichen Bericht darüber geschrieben, soweit ich mich erinnern konnte, aber meine Wahrheit reichte nicht aus, um mich zu retten. Ich glaube, das ist der Grund, warum ich nach New York geflohen bin, aber nichts hat mir geholfen, dem Kummer zu entkommen, den ich nach dieser Enttäuschung empfand, nicht einmal das Rauchen, was ich jetzt regelmäßig tat, obwohl es seine Komfort gebende Kraft verloren hatte. Als sich meine PTBS 2015 verschlimmerte und meine Beziehung zu meinem Freund in New York endete, zog ich gebrochener und angeschlagener als zuvor nach LA zurück und hatte absolut keine Ahnung, was ich mit diesen kostbaren Teilen von mir anfangen sollte, die so brutal abgelehnt worden waren.

Ich zog von Manhattan, New York, zurück nach Manhattan Beach, Kalifornien, und ein paar Monate später starb dieser Freund in New York an einem plötzlichen Ausbruch von Lungenkrebs im vierten Stadium. (Ehrlich gesagt, man kann sich diese Geschichten über mein Leben nicht ausdenken. Ich bin mir sicher, dass es dich auch nicht überraschen würde, wenn du wüsstest, dass der Freund, der mir mit sechzehn Jahren seine Gitarre geliehen hat, Jahre später schließlich Selbstmord begehen würde. Das sage ich dir – Es ist ein Wunder, dass ich noch lebe, aber zum wundersamen Teil meiner Geschichte komme ich gleich.)

Als ich mit 26 Jahren am Ende meines Weges zurück in Manhattan Beach ankam, war meine Mutter die einzige Person, an die ich mich jetzt wenden konnte, um Hilfe zu erhalten. Sie lebte allein in einer Zwei-Zimmer-Wohnung mit der Katze meiner Schwester, also flehte ich sie an, mich aufzunehmen. Das Zusammenleben mit meiner Mutter hielt jedoch nicht lange an, weil sie mir meinen Lebensstil aus Dating und Drogen übel nahm. Wir konnten es nicht ertragen, zusammen zu sein. Ich glaube, sie dachte, jedes Mal, wenn ich das Haus verließ, ginge es nur darum, jemanden zu treffen oder high zu werden, aber das stimmte nicht. Die meiste Zeit ging ich weg, um im Fitnessstudio zu trainieren und herauszufinden, wie ich am Leben bleiben und weiterhin Artikel für die Zeitschriften schreiben kann. Das Leben mit ihr war wirklich hart, weil ich mich ständig von ihrem Konservatismus und ihrer allgemeinen Engstirnigkeit verurteilt fühlte. Sie sagte mir die ganze Zeit, dass sie „nur wollte, dass es mir besser geht", was sich gut anhört, wenn man es liest, aber es war weniger eine Aussage des Mitgefühls als vielmehr eine Forderung, die sie an mein Leben stellte, ohne irgendeine Verantwortung ihrerseits für meinen Schmerz zu übernehmen. „Ich habe nie mitbekommen, dass dir so etwas zugestoßen ist", betonte sie in all unseren Auseinandersetzungen, obwohl es kaum vorstellbar war, dass eine Frau die meisten Nächte ihren Ehemann nicht vermisste, wenn er nicht neben ihr im Bett schlief. Irgendwann würde ich ihr vergeben, aber vorerst reichte unsere feindselige Mutter-Tochter-Dynamik aus, um mich wieder in die Welt hinaus zu drängen.

Ich ging und zog bei einem anderen Mann ein, den ich gerade erst kennengelernt hatte, einem Mann, der etwa dreißig Jahre älter war als ich und in einem Luxushaus drei Blocks vom Strand entfernt in Manhattan Beach lebte. Ich verbrachte drei Monate meines Lebens damit, zu trinken, zu rauchen und abzuhängen, bis er emotional und verbal beleidigend wurde. Dann packte ich meine Koffer und ging. Ich wäre obdachlos geworden, aber Gott hat einen Weg gefunden, ein winziges kleines Wunder dorthin zu schicken, wo ich am Tiefpunkt war, ein Wunder, das den Lauf meines Lebens für immer verändern und zum größten Wendepunkt meiner Geschichte führen würde.

✦

Kapitel 3

Meine Geschichte erzählen &
Von meinem Vater verklagt werden

Ich kannte Perlah kaum, als ich bei ihr einzog. Sie war eine alleinerziehende Mutter, frisch geschieden und lebte mit ihrer sechsjährigen Tochter in einer Ein-Zimmer-Wohnung. Wir hatten uns über ein Yoga-Studio kennengelernt, in dem ich regelmäßig meine Musik vorspielte. Ich kam ein paar Mal zu ihr nach Hause, um ihrer Tochter Gitarre spielen beizubringen, aber darüber hinaus kannte ich sie überhaupt nicht. Ein paar Wochen nach Beginn unserer Freundschaft lud sie mich ein, mit ihr in ihrer winzigen kleinen Wohnung in El Segundo zu leben, und da ich absolut nirgendwo anders mehr hingehen konnte und niemanden sonst hatte, an den ich mich wenden konnte, stimmte ich zu und zog bei ihnen ein.

Ich wusste nicht mehr, wer ich war, aber Perlah sah etwas in mir, das ich schon lange nicht mehr sehen konnte: Schönheit. Sie war eine Künstlerin, eine Malerin und war es gewohnt, Dinge schön zu machen, und so gelang es ihr, über meinen Schmerz, meine falschen Wimpern und meine Rauchgewohnheiten hinwegzusehen und mein wahres Ich in mir zu erkennen. Diese Freundschaft war nicht wie die von Carrie, der antichristlichen Dame mit einer falschen Absicht. Perlahs Freundschaft und Gastfreundschaft waren an keine Bedingungen geknüpft. Sie machte mir Essen und berechnete mir nicht einmal Miete. Ich fühlte mich zum ersten Mal zu Hause, seit ich an meinem neunzehnten Geburtstag das Haus meiner Eltern verlassen hatte. Ich saugte all die Liebe auf, die mir in Perlahs Mama-Vogel-Nest zur Verfügung stand. An den meisten Abenden blieben wir wach und redeten und lachten in ihrem Wohnzimmer, inmitten eines Meeres riesiger Leinwände ihrer Kunst, die die winzige Wohnung überfluteten. Perlah selbst war nicht sehr groß, ich nannte sie sogar „Winzig". Sie konnte aufrecht auf der Küchentheke stehen und berührte nicht einmal die Decke. Hier war ich also, mit nichts als einer kleinen Freundin, die mir die gigantischste Liebe schenkte, die ich je in meinem ganzen Leben gefühlt hatte, sodass die Kreativität einfach aus mir herausströmte.

Als ich bei Perlah wohnte, kamen mir ein paar wilde Ideen: Die eine bestand darin, mit Obdachlosen einem Laufteam in der Skid Row beizutreten, und die andere bestand darin, einen Kurzfilm über mein Leben zu drehen. Kurz nachdem ich bei ihr eingezogen war, wurde ich zu einer kleinen Gala des Laufclubs namens The Skid Row Running Club eingeladen. Auf dieser Party hörte ich die Geschichte eines Mannes, der durch Laufen seine Obdachlosigkeit und Sucht überwunden hatte. Er sagte, Fitness und die Zugehörigkeit zu diesem Team hätten sein Leben verändert. Die Vorstellung eines obdachlosen Mannes, der rennt, um wieder zu Kräften und Würde zu kommen, faszinierte mich als Fitness-Autor, aber auch als jemanden, der verzweifelt nach Heilung suchte. Als ich erfuhr, dass jeder dem Laufteam beitreten konnte, schnürte ich meine Laufschuhe und schloss mich ihnen an.

Die Gruppe bestand aus dem Gründer Craig Mitchell, der Richter am Obersten Gerichtshof von LA war, Polizisten,

Netflix-Mitarbeitern, Bezirksstaatsanwälten, genesenden Süchtigen, obdachlosen Männern und Frauen, die in der Midnight Mission lebten, und mir. Wir trafen uns zweimal pro Woche um 6:00 Uhr morgens vor der Mission in der Innenstadt von Los Angeles zu einem 5-Meilen-Lauf durch die mit Müll und menschlichen Fäkalien gesäumten Straßen. Es war herrlich. Das Laufen dort gab mir nach einer langen Zeit das Gefühl von Realität zurück und es war das erste Mal in meinem Leben, dass meine äußere Landschaft perfekt meiner inneren Zerbrochenheit ähnelte. Ich habe mich dort zu Hause gefühlt. Ich habe mit genesenden Heroinsüchtigen gesprochen, die sehr ähnliche Missbrauchsgeschichten wie ich erlebt hatten. Wir waren uns einig, dass wir alle eine böse Seite des Lebens gesehen hatten, eine Seite, die die meisten normalen Menschen nicht zu sehen bekommen. Ich fühlte mich tiefer verstanden und gesehen als je zuvor. Als die Freundschaften wuchsen, fühlte ich mich mehr geliebt und akzeptiert. Es war das erste Mal in meinem Leben, dass ich das Gefühl hatte, dazuzugehören.

Dort war meine Geschichte nicht verrückt. Mein Schmerz machte niemandem Angst. Stattdessen waren es unsere Geschichten, die uns zusammengebracht haben. Ich habe immer geglaubt, dass man der Wahrheit mit Liebe begegnen sollte, aber ich hätte nie gedacht, dass ich das auf den schmutzigen Straßen von Skid Row unter genesenden obdachlosen Süchtigen finden würde. Diese Leute hatten keine Angst vor den chaotischen Details meines Lebens. Sie liebten mich einfach und es war die Akzeptanz, Sicherheit und Verletzlichkeit, die wir alle spürten, die uns befähigten, das Ruder herumzureißen. Es gab keine Scham, tatsächlich gab es das Gegenteil von Scham. Der Club drehte einen Dokumentarfilm, um der ganzen Welt von der Liebe und Heilung zu erzählen, die dort vor sich geht. Der Film heißt „The Skid Row Marathon". Als ich dem Club beitrat, war ich zufällig drei Sekunden lang auf dem Bildschirm in einer Szene zu sehen, die neu gedreht wurde.

Die Dokumentarfilmer erzählten stolz und selbstbewusst die Genesungs Geschichten der Läufer, und das gab mir das Selbstvertrauen, das Gleiche für mich zu tun. Ich fühlte mich wirklich inspiriert, meine Geschichte offen mit meinen Musikfans, meiner Familie und meinen Freunden zu teilen, obwohl ich nicht genau wusste, wie das aussehen würde. Ich hatte meine Kraft und Würde wiedererlangt, genau wie der Mann von der Gala es versprochen hatte, aber ich zögerte immer noch und überlegte, ob es richtig war, meine Geschichte zu erzählen. Ich war mir nicht sicher, wie sich das Teilen meiner Geschichte auf meine Familie auswirken würde oder ob ich bereit wäre, die ganze Welt wissen zu lassen, was mit mir passiert war. Zum Glück musste ich nicht allzu lange auf die Motivation warten, denn an Weihnachten 2016 kam die Motivation und fand mich.

"The Coverup Girl movie" (Der Film Verdecktes Mädchen) drehen

Es ist ungefähr acht Jahre her, seit ich die Feiertage mit meiner Familie verbracht habe. Die Feiertage waren normalerweise die schwierigste Zeit des Jahres, weil es fast unmöglich war, die überwältigende Feiertags Freude zu übertönen, die offenbar dazu gedacht war, mich noch weiter in Einsamkeit und Depression zu treiben, weil ich keine Familie hatte, mit der ich feiern konnte. Um die Sache dieses Jahr noch schlimmer zu machen, erfuhr ich, dass meine gesamte Familie und die Großfamilien beider Elternteile zu Weihnachten sich in einer winzigen Kleinstadt in Argentinien treffen werden. Ich flehte meine Mutter an, mir bei der Bezahlung meines Flugtickets zu helfen, aber sie weigerte sich. Sie weigerte sich, weil sie sagte, mein Vater habe alle möglichen

Lügen über meine geistige Gesundheit verbreitet, und da er auch da sein würde, könne sie ihren Urlaub nur genießen, wenn nur einer von uns anwesend wäre. Aber sie sagte, ich könnte in ihrer Wohnung bleiben und, wenn ich wollte, als „Urlaub" auf die Katze meiner Schwester aufpassen.

Das war mein Wendepunkt. Wütend stimmte ich zu, auf ihre Katze aufzupassen. Also nahm ich die Schlüssel zu ihrer Wohnung, marschierte mit der Hälfte meiner Habseligkeiten aus Perlahs Wohnung als Requisiten direkt in ihr Haus, drehte einen 17-minütigen Dokumentarfilm mit dem Titel „The Coverup Girl Movie" und erzählte schließlich aller Welt die ganze Wahrheit über meine Geschichte. Ich hatte nie vor, einen so langen Film zu machen. Ehrlich gesagt, wenn ich meine Geschichte einfach in einem zweiminütigen Video hätte teilen können, hätte ich es so gemacht. Aber alles andere als einen vollwertigen Film zu drehen, fühlte sich wie eine Anschuldigung gegenüber meinem Vater an, und das war nicht das, was ich wollte. Ich wollte nur die Wahrheit teilen, meine Wahrheit, weil ich dachte, sie würde mich von all meinem Schmerz befreien. Also habe ich einen fünfzigminütigen Selfie-Monolog vor der Kamera in einen 17-minütigen Kurzfilm mit Live-Auftritten meiner Musik, Foto-Diashows und einem Voice-Over zusammen gestückelt. Es war ehrlich und verletzlich. Ich habe alles gezeigt. Ich habe aufgehört, meine schmerzhafte Kindheit und die schreckliche Missbildung in meinem Gesicht zu vertuschen. Es war befreiend, den Film zu machen, und er war wirklich ein wunderschönes Kunstwerk.

Ich habe wochenlang von Weihnachten bis Neujahr an dem Film gearbeitet. Dann, nach den Ferien, zog ich zurück zu Perlah, beendete die Bearbeitung und lud es Ende Januar/Anfang Februar 2017 ins Internet hoch. Ich dachte nicht mehr darüber nach, bis Facebook-Nachrichten meinen Posteingang überschwemmten. Da wurde mir klar, dass etwas Großes passiert war. Überlebende auf der ganzen Welt begannen mir zu schreiben, um mir von ihren Erfahrungen beim Ansehen des Films zu erzählen. Sie teilten mir mit, dass sie, nachdem sie meine Geschichte gehört und erfahren hatten, wie ich meine Vergangenheit aus mysteriösen Trauma Symptomen und fragmentierten Erinnerungen zusammengesetzt hatte, endlich dasselbe tun konnten: zu glauben, was ihre Körper, Erinnerungen und Symptome ihnen allen entlang des Weges erzählten. Mein Film hatte ihnen die Erlaubnis gegeben, endlich zu glauben, dass ihre eigenen Missbrauchsgeschichten der Wahrheit entsprechen.

Es war beruhigend zu wissen, dass mir da draußen so viele Menschen glaubten und dass das Teilen meiner Geschichte etwas in ihnen veränderte. Ich hätte nie erwartet, dass mein Kurzfilm eine solche Wirkung haben würde. Eine Nachricht im Besonderen kam von einem Mann aus Argentinien namens Rufino Varela, der sich für Überlebende von Misshandlungen einsetzte und meinen Vater aus der Rugby-Geschichte kannte. Er bat mich um Erlaubnis, den Film auf seiner Facebook-Seite zu teilen, und als ich ihm mein Ja gab, ging mein Film in Buenos Aires so einigermaßen viral und alle fingen an, darüber zu reden. Ich hatte keine Ahnung, wie wichtig meine Geschichte dort unten war, bis die Presse zu mir flog, um mich zu interviewen, und die Geschwister meines Vaters zu ihrem Bruder flogen. Mein Schweigen zu brechen war für alle ein lebensveränderndes Ereignis.

Meine Tanten und Onkel kamen nach Kalifornien, um meinen Vater zur Rede zu stellen, doch sie stießen auf eine kalte Ablehnung und konnten kein wirkliches Gespräch mit ihm führen. Also kamen sie als nächstes zu mir. Sie stellten mir alle möglichen Fragen, hörten mir zu, glaubten mir, weinten mit mir und liebten mich. Das war der Komfort, nach dem ich mich ein Jahrzehnt lang gesehnt hatte. Aber so gut es sich auch anfühlte, nach Hause zu meiner Familie zu kommen, an meinem geistigen und emotionalen Zustand änderte es nichts. Ich trug immer noch eine lange Liste von PTBS-Symptomen mit mir herum, die mir in vielerlei Hinsicht das Gefühl gaben, von ihnen getrennt zu sein. Ich wollte unbedingt den Schmerz und die Flecken meines Lebens loswerden, damit ich wieder „normal" sein konnte. Ich dachte, mein Film könnte mir vielleicht diese Freiheit bringen, aber das war nicht der Fall. Dennoch schrieb Gott eine ganz andere Geschichte für mein Leben, eine Geschichte, die sich gerade erst zu entfalten begann, als ich „The Coverup Girl Movie" drehte.

Nach dieser großartigen Enthüllung im Jahr 2017 hat sich mein Leben enorm verändert. Es war ein Jahr voller bedeutender Durchbrüche, von der Rückkehr meiner Familie über den deutlichen Rückgang der Schwellung in meinem Gesicht bis hin zur Erlass aller meiner Arztrechnungen durch die medizinische Abteilung der UCLA von 20.000 US-Dollar auf 1.000 US-Dollar, den Abschluss des LA-Marathons mit dem Skid Row Running Club und die Gründung einer gemeinnützigen Organisation mit einigen meiner überlebenden Freunde in LA. Ich bin aus dem Schatten heraus und in ein völlig neues Ich getreten. Ich habe mich so gut wie möglich darauf vorbereitet, den Menschen um mich herum eine Stimme der Hoffnung zu sein. Ich fühlte mich wie das Aushänge-Model der Genesung, aber anstatt ein Model auf der ersten Seite zu sein, war ich das verdeckte Mädchen auf einer Mission, Frauen bei der Heilung zu helfen. Ich bin der YWCA-Hotline für Vergewaltigungskrisen beigetreten und habe mich für Überlebende eingesetzt. Es war eine Saison voller Erlösung, was besonders deutlich wurde, als meine Redakteure bei den Fitness Magazinen anriefen und mir mitteilten, dass ich ausgerechnet in Schweden einen Artikel schreiben sollte. Vor all den Jahren im Jahr 2010 sollte ich nach Schweden reisen, als mein Musikteam versuchte, mich bei RedOne, dem Produzenten von Lady Gaga, unter Vertrag zu nehmen, aber ich hatte abgelehnt, damit ich mich um mich selbst kümmern konnte. Jetzt war es wieder soweit, eine Reise nach Schweden stand vor der Tür, bei der alle Kosten übernommen wurden, nur dass ich dieses Mal „Ja" gesagt habe.

Ich packte meine Koffer und machte mich auf den Weg nach Schweden, um im dortigen Absolut Vodka-Hauptquartier über eine Geschichte von Reinheit zu berichten. Ich wurde mit einem Helikopter herumgeflogen und bekam mit einem Team anderer Zeitschriften Autoren eine Luxus-Rundfahrt durch die Stadt. Wir lernten etwas über die Bewässerung von Nutzpflanzen, die Wasserfiltration und -destillation sowie den langwierigen Prozess von Absolut zur Herstellung einer authentisch reinen Spirituose. Etwas daran hat sich in mir festgesetzt. Ihre Leidenschaft für Reinheit war ansteckend, obwohl ich nicht genau wusste, warum. Eine neue Offenbarung prägte sich in meinem Geist ein, und es war gelinde gesagt eine besondere Reise, das Sahnehäubchen einer perfekten Erlösungsgeschichte. Aber dieser selbstverwirklichte Drang nach Ruhm würde nicht lange anhalten, denn hinter den Kulissen bereitete mein Vater eine Klage vor, um mich zu zwingen, die Wahrheit aufzugeben und mich für immer zum Schweigen zu bringen.

Die #MeToo-Bewegung beginnt

Nicht lange nach meiner Rückkehr aus Schweden startete die #MeToo-Bewegung und die ganze Welt bebte. Von einem Tag auf den anderen brach auf der ganzen Welt zum ersten Mal Geschichten über Missbrauch aus, als Millionen von Überlebenden sich meldeten, um ihre Geschichten in den sozialen Medien zu teilen und in ihren Feeds den Hashtag #MeToo zu setzen. Ich hatte mir viel Mühe gegeben, über meine Geschichte zu sprechen, aber jetzt war das Sprechen über Missbrauch ein Trendthema und ich war neidisch. Als Verfechter der

Überlebenden hätte ich über die ganze Sache eigentlich glücklicher sein sollen, aber in Wirklichkeit fühlte ich mich an den Rand gedrängt, als ob meine Geschichte und die Liebe und Aufmerksamkeit, die ich dadurch bekam, keine Rolle mehr spielten. Meine einzige Verbindung zur Bewegung bestand darin, dass ich vor all den Jahren bei einer Hochzeit in Florida mit meinem toten Ex-Freund neben Harvey Weinstein und seiner Ex-Frau gesessen habe. Ich hätte dankbar dafür sein sollen, dass ich das Glück hatte, aus der Musikwelt ausgestiegen zu sein, denn es blieb mir erspart, der Kakophonie von #MeToo eine weitere Geschichte hinzuzufügen. Aber stattdessen kam es mir so vor, als ob ich den Abfluss runtergespült und auf den Abstellplatz geparkt wurde. Ohne dem Gespräch noch viel hinzuzufügen, verschwand ich still und heimlich in den Schatten meines Lebens und das Gefühl mit der Welt verbunden zu sein, änderte sich, mich wieder wie ein kleiner Fisch im Ozean zu fühlen.

Im Schatten verschwinden

Die Wahrheit ist jedoch, dass ich mich bereits vor #MeToo verloren gefühlt habe. Zum Glück lebte ich noch bei Perlah, als ich mich häufig sinnlos betrank und anfing, täglich acht bis zwölf Joints Marihuana zu rauchen. Ich war extrem selbstmord gefährdet und schrieb einige meiner düstersten Lieder wie „By Myself", „As I Am" und „Without Even". Ich verbrauchte meine ganze Kraft, um einfach mit meinem Leben weiterzumachen. Trotzdem gelang es mir irgendwie, meinen nächsten Schreibauftrag in Lake Tahoe anzunehmen, einer wunderschönen Bergregion in Zentralkalifornien. Es war die perfekte Flucht. Ich wurde beauftragt, eine Geschichte über ein Outdoor-Camping-Event für Frauen zu schreiben. Mir wurde alles zur Verfügung gestellt, von einem Zelt über Mahlzeiten bis hin zu einer „Glamping"-Ausrüstung und einer Menge anderer Werbeprodukte.

Aber es war mir egal. Für mich war es einfach nur Material. Nichts war wichtig. Glamour spielte keine Rolle mehr. Die Schönheit der Natur spielte keine Rolle. Das Einzige, woran ich ständig denken konnte, war der Tod und der Wunsch zu sterben.

Was ich fühlte, war so schwer, dass ich auf dieser Reise eine Autofahrt machte und von all den Menschen träumte, die am Boden zerstört wären, wenn ich mich umbringen würde. Ich dachte darüber nach, was sie denken würden, und es fühlte sich gut an, mir vorzustellen, dass ihnen das Herz gebrochen sein würde, weil es für mich die einzige Möglichkeit war, für sie von Bedeutung zu sein. Mein Leben hatte keinen Sinn. Es gab mir keine Befriedigung mehr, meine Zeit und Energie mit der Bewältigung der Traumasymptome zu verbringen. Es war eine erdrückende Einsamkeit, die ich den ganzen Tag verspürte, besonders an diesem einen Tag in Lake Tahoe. Der Gedanke, sterben zu wollen, beschäftigte mich, und an diesem Nachmittag war ich bereit, etwas dafür zu unternehmen.

Ich fuhr zum höchsten Punkt des Berges, den ich finden konnte, um zu sehen, ob ich eine Klippe finden konnte, aber es tat sich keine auf, weil es bergig, aber nicht steil war. Irgendwann verging der Schmerz des Augenblicks und ich gab die Suche nach einem Ort zum Sterben auf. Stattdessen hielt ich an und drehte ein kleines Musikvideo für Instagram, in dem ich die Worte der Beatles vortrug: „Nothing's gonna change my world." Es ist die Wahrheit, an die ich in meinem Leben geglaubt habe – dass mein Leben, egal was ich tat, immer von der Vergangenheit geprägt sein und dass, selbst wenn ich ein gutes Bild abgeben würde und ich manchmal sogar gute Dinge vollbringen könnte, nichts jemals etwas an dem ändern würde, was ich durchgemacht habe und wie einsam es sich anfühlte, ich zu sein. In all dem scheinbar seltsamen Abenteuer in den Bergen war jedoch ein goldener Faden der Hoffnung verwoben: Dort traf ich eine Frau, die mich später mit den

Menschen verbinden würde, die mir helfen würden, meinen Prozess zu gewinnen.

Ich kam von dieser Reise zurück und sehnte mich wieder nach der Stille der Natur, also rief ich eine alte Vermieterin in Topanga an und tatsächlich war ihr kleines Cottage-Gästehaus zu vermieten. Ich fuhr vor, unterzeichnete den Mietvertrag und versteckte mein Leben unter einer riesigen Eiche im Canyon. Ich hatte das Jahr 2017 mit all seinen unvorhersehbaren Höhen und Tiefen überstanden und wandte mich erneut an Topanga, weil ich dachte, dass es mir dieses Mal die Ruhe und das Tempo des Lebens bieten könnte, die ich brauchte. Aber auch hier hatte Gott andere Pläne mit mir, und nur ein paar Monate später würden die Anwälte meines Vaters meine neue Adresse ausfindig machen und ein klares Unterlassungsschreiben schicken, in dem sie drohten, mich zu verklagen, wenn ich „The Coverup Girl Movie" nicht aus dem Internet nehmen würde. Es kam mir so vor, als stünde ich jedes Mal, wenn ich in Topanga landete, vor einer wichtigen Lebensentscheidung. Zuerst ging es darum, meine Musikkarriere aufzugeben, und jetzt ging es darum, die Wahrheit über mein Leben aufzugeben.

Als der Brief eintraf, dachte ich über all die guten Dinge nach, die durch das Teilen meines Films entstanden sind: die Überlebenden, deren Leben ich beeinflusst hatte, die Schwellung in meinem Gesicht und wie sie zurückgegangen war, meine Familie, die sich engagierte, um für mich zu kämpfen, meine Arztrechnungen wurden bezahlt und ich gründete die gemeinnützige Organisation. Dann dachte ich an die Vielzahl neuer Aktivistinnen, die in der #MeToo-Bewegung aufgetaucht sind, und daran, dass ich nun nicht die Einzige war, die sich für die Sache der Frauen einsetzte. Es inspirierte mich darüber nachzudenken, wie viele Wunder diese Zeit hervorgebracht hatte.

Es war eine wirklich schwere Entscheidung, aber schließlich entschied ich bedauerlicherweise, dass es an der Zeit war, „The Coverup Girl Movie" zu entfernen. Ich kam zu dem Schluss, dass es vielleicht besser wäre, meine Geschichte aufzugeben, als zu versuchen, daran festzuhalten, und dass ich, wenn sie mich nicht wirklich widerspiegelt, wie ich immer wieder sagte, vielleicht einfach weiter mache und mich selbst und meine Kunst wieder neu erfinde, wie ich es schon so oft gemacht hatte. Ich habe mich bei Vimeo angemeldet und den Film gelöscht. Dann gingen sowohl der Film als auch ich offline und ich trat in die langweiligste und leidenschaftsloseste Staffel ein, die ich je erlebt hatte, weil ich nicht wusste, wer ich außerhalb der Musik und außerhalb meiner Geschichte war.

Wenn in meinen selbstmörderischen Tiefen nichts mehr eine Rolle spielte, dann hatte jetzt alles noch weniger Bedeutung als zuvor. Das Essen verlor seinen Geschmack, die Zeit verlor ihren Rhythmus und ich hatte überhaupt keinen Appetit – nicht einmal Marihuana half, das mein neuer Freund sowieso hasste. Ich konnte meine Kreativität oder Fantasie nirgendwo finden. Es war, als hätte ich sie verlegt. Ich habe kaum Musik gespielt. Auf seltsame Art und Weise war es, dass meine Musik und ich schließlich gestorben sind.

Aus Langeweile und vielleicht aus Routine nahm ich einen Job in der Nähe von Venice Beach an und arbeitete an einer Schule, wo ich Kindern Spanisch beibrachte, und nebenbei unterrichtete ich auch Musik. Es war eine Phase meines Lebens, in der ich das Gefühl hatte, mit allem unterzutauchen und es mir egal war. Aus purer Erschöpfung durch den ständigen Versuch, etwas Besonderes zu sein, habe ich Frieden mit der Flachheit meiner Existenz geschlossen und mir im Sommer eine Reise nach Paris geschworen, wo ich mich als Künstler neu erfinden konnte. Ich stellte mir vor, wie ich in einem Café sitze, Espresso trinke und dort neue Musik schreibe. Es war eine Idee, die ich schon seit einiger Zeit hatte, es ist also nicht so, dass mein französischer Freund etwas damit zu tun hatte. Er war nicht zu der Reise eingeladen.

An einem willkürlichen Abend im Februar überkam mich ein starkes Gefühl, als würde mein „geistiger Führer" mit mir sprechen, und ich wusste, dass ich sofort das Flugticket nach Paris buchen sollte. Es war ein dringendes, drängendes Gefühl in meinem Bauch, das mich in dieser geschmacklosen Jahreszeit überkam, und ich wusste, dass ich für meinen Geburtstag im Mai dort sein musste. Ich buchte die Reise mit einer Kreditkarte und wartete schmerzhaft drei Monate lang darauf, dass mein neues Leben beginnen konnte. Endlich kam der Mai und damit auch die unvergessliche Reihe von Ereignissen, die dazu führen würden, dass ich völlig frei von meiner PTBS, meiner chronischen Krankheit, meinen Selbstmordgedanken und meinen Trink- und Rauchgewohnheiten wurde.

Paris am Horizont

Es war die Woche meines Geburtstags und mein Freund und ich waren in Hollywood etwas trinken gegangen. Ich bin mir ziemlich sicher, dass jemand etwas in unsere Getränke gemischt hatte, weil wir nicht einmal zu seinem Auto zurückgehen konnten. Wir mussten bis 6:00 Uhr morgens auf dem Rücksitz sitzen, bevor wir zu unserem Haus nach Topanga fahren konnten. Das war für uns nicht üblich gewesen. Endlich zurück bei mir, legte er sich hin und ich stand müde und verkatert von dieser versehentlichen Vergiftung auf, um ins Badezimmer zu gehen. Ich hörte den Hund meines Vermieters bellen, was selten vorkam, weil wir an einem so abgelegenen Ort lebten. Es kam genau so selten vor, dass jemand an meiner Tür klopfen würde, und genau das passierte als nächstes. Ich war bereits in Alarmbereitschaft, witterte meine Umgebung und stand an der Haustür, als es klopfte. Ich öffnete die Tür und Papiere flogen mir ins Gesicht.

„Hiermit offiziell zugestellt!" rief die Dame, wie man es in einem Film sehen würde, und ich wusste genau, was das bedeutete. Es war die Klage! Aber wie konnte es sein? Ich hatte den Film aus dem Internet genommen! Ich war so verwirrt. Ich warf die Papiere der Dame zurück und schlug erschrocken und schnaufend die Tür in Unglauben zu. In diesem Moment überfiel mich etwas, das ich nur als große Macht bezeichnen konnte, und zwar so sehr, dass ich anfing zu zittern und aufzuheizen und Dinge in Leidenschaft laut, kühn und feurig auszusprechen. Es war mehr Leidenschaft, als ich je in meinem gesamten Leben erlebt hatte. Es war übernatürlich. Ich hatte das Gefühl, ich könnte durch eine Wand gehen.

„Ich werde diese Klage gewinnen!" schrie ich. „Er hat mir gerade mein Leben zurückgegeben! Ich hätte nie wieder über meine Geschichte gesprochen. Ich habe den Film aus dem Internet genommen, aber er hat mich trotzdem verklagt und jetzt werde ich mein Leben zurückbekommen!" Es ergab alles einen Sinn. Für mich war klar, dass ich gewinnen würde, also habe ich es immer lauter ausgerufen. „Ich werde diesen Prozess gewinnen! Ich weiß nicht, wie ich gewinnen werde, aber ich werde ihn gewinnen. Ich werde diesen Prozess gewinnen!" Ich schrie und kochte und stampfte gut dreißig Minuten lang herum, während mein verängstigter, junger französischer Freund mich fassungslos anstarrte. Er hatte keine Ahnung, was los war. Er wusste nicht, was ich in meinem Leben durchgemacht hatte. Ich versuchte ihm die Situation zu erklären und warum es gut war, dass mein Vater mich verklagte, aber er konnte nicht verstehen, warum es für mich möglicherweise von Vorteil war, dass mein eigener Vater mich vor Gericht bringen würde.

Es spielte keine Rolle. Ich fühlte so viel Kraft durch meinen Geist strömen, dass ich wusste, dass ich wusste, dass mein Vater einen Fehler gemacht hatte, mich zu verklagen. Ich wusste nicht, wie das Sinn machen sollte, aber es fühlte sich einfach richtig an, also hielt ich an meinem Standpunkt fest. Als nächstes telefonierte ich mit meinem Ex-Freund, der Strafverteidiger war, und stellte ihm alle meine Fragen. Allerdings war auch er verwirrt über meine Freude darüber, dass ich verklagt wurde, und seine Reaktion war nicht so freundlich wie die meines französischen Freundes. Er war sauer auf mich, weil ich „mich in Schwierigkeiten gebracht" hatte. Er war älter und dachte, er sei klüger, aber ich wusste, dass ich seinem Expertenrat besser nicht glauben sollte, nämlich dass ich im Grunde genommen erledigt war. Er sagte mir, es handele sich um eine „Reiche Personen Klage" und erstens sei es unmöglich, mich zu verteidigen, weil diese Fälle schwer zu beweisen oder zu widerlegen seien, und zweitens sei es teuer und würde viel Geld kosten den Prozess im Gericht zu bestreiten, weshalb sie Verleumdungsklagen als "Reiche Personen Klagen" bezeichnen.

Ich legte auf und rief jemanden anderen an. Ich erinnerte mich an die Frau, die ich auf dem Campingplatz am Lake Tahoe getroffen hatte, als ich mich fast umgebracht hätte. Sie brachte mich mit einem Mann in Verbindung, den sie kannte, der mit einer Familie in Malibu verbunden war, der einen Sohn hatte, der mein Schüler geworden war, und ich dachte, vielleicht würde sein Vater vielleicht die einflussreiche Anwältin Gloria Allred kennen, die in Malibu lebte, die die größten Fälle von #MeToo übernahm, und dass sie mich vielleicht, nur vielleicht, vertreten würde. Ich rief ihn an, um das herauszufinden. Es war Tage vor meiner Reise nach Paris und ich musste das schnell herausfinden.

Tony nahm den Hörer ab und ich erklärte ihm meine Situation. Er kannte mich nicht wirklich, abgesehen davon, dass ich der Musiklehrer seines Sohnes war, also musste ich ihm einige Details erzählen, bevor ich ihn nach Gloria Allred fragen konnte. Er sagte: „Nun, ich kenne Gloria nicht, aber ich denke, meine Schwester könnte dir wahrscheinlich helfen. "Das einzige Problem ist, dass du sofort Hilfe brauchst und meine Schwester für ein paar Monate in Paris ist." In diesem Moment wäre ich fast tot umgefallen. Ich konnte kaum die Worte herausbringen. „Tony, ich bin dieses Wochenende auf dem Weg nach Paris!" Ich sammelte mich und hörte mir alles an, was Tony zu sagen hatte. Offenbar war seine Schwester eine der mächtigsten Agenten Hollywoods. Sie vertrat Popstar Drake und Tennisstar Serena Williams. Sie würde mit Serena nach Paris reisen, nachdem sie an diesem Wochenende an der königlichen Hochzeit von Prinz Harry in London teilgenommen hatte, pünktlich zu meinem Geburtstag.

Nach meinem Telefonat mit Tony und ein paar SMS zur Abstimmung der Einzelheiten, stieg ich in das Flugzeug und flog nach Paris, um sie in ihrem Hotel zu treffen. Ich habe ihr die ganze Situation beim Frühstück erklärt. Sie erzählte mir, dass sie meinen Film gesehen und ihn geliebt habe und dass sie mir helfen wollte, den Prozess zu gewinnen. Sie vertraute mir sogar Teile ihrer Lebensgeschichte an, die meiner ähneln, und versicherte mir, dass sie hinter mir stand. Ein paar Wochen später vermittelte sie mir einen Top-Anwalt, der mich kostenlos vertrat. Und bevor ich in die Staaten zurückkehrte, durfte ich bei den French Open in Serena Williams Privatloge sitzen und ihr bei ihrem Wettkampf im Turnier zusehen. Ich konnte es nicht glauben. Ich war nach Paris gekommen, um mich selbst als Person neu zu entdecken, aber das übertraf alles, was ich mir hätte vorstellen können. Es war eine Achterbahnfahrt der Gefühle.

Das Recht zurückgewinnen, meine Geschichte zu erzählen

Ich kam von meiner Reise zurück und saß zwei Wochen lang herum und versuchte, all die nervöse Aufregung in Geduld zu packen, während ich auf den Anruf des Anwalts wartete. In meiner Angst und Verzweiflung, dass dieser wundersame Anruf zustande kommen würde, begann ich, zu Gott zu beten. Ich weiß nicht, warum ich in diesem Moment auf die Idee kam, zu Gott zu beten, und nicht in den anderen schwierigen Momenten zuvor, aber ich betete. Es war ein einziges, kurzes kleines Gebet, und es veränderte alles. Es war das erste Mal seit der Highschool, dass ich betete. Ich kniete vor meinem kleinen grünen Häuschen in Topanga nieder und sagte: „Gott, ich weiß, wir haben schon lange nicht mehr miteinander geredet, aber ich brauche jetzt wirklich deine Hilfe." Ich verspreche, dass ich alles tun werde, wenn du mich aus dieser Klage herausholst. Ich werde dir mit meinem Leben dienen. Ich werde sogar ein christlicher Künstler sein!" Ugh, ich zuckte zusammen, als ich mich selbst sagen hörte: „Christlicher Künstler". Ich hörte keine christliche Musik mehr, jetzt, da ich in der realen Welt war. Es wirkte alles so kitschig und unkünstlerisch. Ich bevorzuge Kunst, die sich selbst ausdrückt. Daher war es für mich eine wirklich große Sache, diese Worte Gott zu sagen, und ich wusste, dass Gott das auch wusste.

Nachdem ich gebetet hatte, ging ich in die alte Buchhandlung in Venice, in der ich früher gearbeitet hatte, um eine Tarot-Lesung zu erhalten. Ich wollte sehen, welche „spirituellen Erkenntnisse" meine Freundin Sloane mir geben konnte. Sie sagte, die Karten zeigten, dass ein Richter über den Fall entscheiden würde und dass der Fall nicht an eine Jury gehen würde. Als ich diese Worte hörte, wusste ich in meinem Geist, dass sie das Gebet bestätigte, das ich gerade gebetet hatte. Ich wusste, dass der Richter Gott war und dass er selbst über meinen Fall entscheiden würde. Das alles bestätigte, was ich an dem Tag empfand, als mir die Papiere ins Gesicht geworfen wurden, als ich spürte, wie die Kraft Gottes selbst die Angst aus meinen Knochen schüttelte.

Tatsächlich kam kurz darauf der Anruf des Anwalts und Benedict Morellis starker New Yorker Akzent durchbrach das Schweigen, in dem ich wochenlang gesessen hatte. Er sagte mir, dass er mir glaubte und dass er mich unentgeltlich vertreten würde, um mich aus diesem Rechtsstreit zu befreien. Und er tat es. Ich habe den Fall in nur drei kurzen Monaten gewonnen. Wir sind nicht einmal vor Gericht gegangen. Er hat alles für mich erledigt und ich habe gewonnen, weil mein Vater nicht beweisen konnte, dass er mich nicht misshandelt hat. Benedict erklärte mir, dass in den Vereinigten Staaten jeder, der jemanden verklagt, die Beweislast tragen muss. Das bedeutet, dass derjenige, der klagt, auch die Beweise erbringen muss. Als mein Vater mich verklagte, übernahm er automatisch die Verantwortung, zu beweisen, dass meine Anschuldigungen falsch waren, indem er Beweise dafür vorlegen würde, dass er mich tatsächlich nicht misshandelt hatte. Aber welche Belege präsentiert man dafür? Sein Problem war das gleiche Problem, das mich all die Jahre zuvor daran gehindert hatte, Hilfe von der Polizei zu bekommen, als ich mich um Hilfe mit meinem Sonnenblumen Tagebuch gebeten hatte. Welche Beweise hatte ich außer meinem Wort, um zu beweisen, dass er mich misshandelt hat?

Seine Klage entschied alles und war in der Tat ein Fehler seinerseits, da er die Beweislast tragen musste, aber nicht nachweisen konnte, dass er mich nicht misshandelt hatte. Mir wurde gesagt, dass er den Fall „unwiderruflich" verloren hat. Das ist ein juristischer Begriff, der bedeutet, dass er den Fall und das gesetzliche Recht verloren hat, mich jemals wieder zu verklagen, weil ich meine Geschichte erzählt habe. Im Wesentlichen hat Gott nicht nur meine Wahrheit verteidigt, er hat mich auch davor geschützt, in Zukunft jemals wieder verklagt zu werden. Mein Ex-Freund, der Strafverteidiger, hatte sich geirrt, was den Ausgang des Falles angeht, hatte aber Recht, als er sagte, dass es sich um die Klage einer reichen Person handelte, weil ich mich wie die reichste Person auf dem Planeten fühlte.

In diesem Augenblick kam es mir so vor, dass mir meine gesamte Lebensgeschichte zurückgegeben wurde und mir gesagt wurde, dass es sich lohnt, für mich zu kämpfen. Ich erhielt das gesetzliche Recht, über mein Leben zu sprechen, und niemand konnte mich jemals wieder zum Schweigen bringen. Tief in meinem Inneren wusste ich, dass mein Vater mich nach diesem Verlust für immer in Ruhe lassen würde. Ich musste nie wieder Angst davor haben, dass er hinter mir her wäre. Ich stellte mir vor, wie er vor Angst vor der Qualität der Anwälte, die zu meiner Verteidigung kamen, zusammengekauert in der Ecke saß. Ich fühlte mich unantastbar.

Ich glaube, mein Vater dachte, er könnte mich wieder in seine Arme zwingen, indem er mir mit einer Klage drohte. Ich glaube, er dachte, es würde mir solche Angst machen, dass ich endlich „nach Hause zu Papa komme" und aufhöre, „über diesen ganzen Unsinn zu lügen". Und genau das habe ich getan – nur bin ich nach Hause zu meinem richtigen Vater, meinem Vater Gott im Himmel gelaufen, der mich mit seiner Gerechtigkeit und Macht unterstützte, um mich nach allem, was ich durchgemacht hatte, zu rechtfertigen. Die Stille und der Frieden, nach denen ich mein ganzes Leben lang gesucht hatte, waren jetzt in greifbarer Nähe, aber sie würden nicht ohne einen letzten Kampf kommen.

✦

Kapitel 4

60 Symptome einer PTBS geheilt

Wenn mein Leben ein Film wäre, hätte meine Geschichte wahrscheinlich mit der letzten Szene, in der ich den Prozess gewonnen habe, geendet, aber in den folgenden Monaten geschah etwas mehr Erstaunliches, etwas, das jedes natürliche, vorhersehbare Ende meiner Geschichte übertraf. Ja, es hat mit Glauben zu tun, aber nicht in der Art eines Hallmark-Films – meine nächste Interaktion mit Gott würde eher einem Marvel-Film ähneln, in dem der Held eine kraftvolle Metamorphose durchläuft, die die Bestimmung und die Mission des Helden im Leben verwirklicht. Nur kam mein Moment im wirklichen Leben nicht so, wie man es erwarten würde. Es war kein heiliger, netter und vorzeigbarer „Ich sah das Licht"-Moment. Es war alles andere als perfekt und ich war nicht der Held.

Hungrig auf mehr

Als ich verteidigt wurde und den Prozess gewann, löste es heftige Wut in mir aus, und ich begann noch mehr aus Hass auf mein Leben und das, was daraus geworden war, zu Gott zu schreien. Äußerlich trug ich Kleidung für den roten Teppich und war von einflussreichen A-Listen-Leuten umgeben, die mich mit Würde und Ehre behandelten, aber innerlich sah ich eher wie die Leute in der Skid Row aus, die Scham und Schmerz aus Zerbrochenheit eines verschwendeten Lebens mit sich herumtragen. Ich hatte es satt, den Dreck abzuwaschen und nie sauber zu werden. Ich fühlte mich wie ein Betrüger, endlos hin- und hergerissen zwischen dem, wo ich hingehörte, und dem, was ich war. Als ich den Prozess gewann, wurde mir klar, wie müde ich war, so sehr zu versuchen, nicht zu sterben, und ich bekam Hunger auf mehr. Ich wusste nicht, was mehr bedeutete, wie es aussah oder ob es etwas war, das Gott mir geben konnte. Ich wusste nur, dass es im Leben mehr geben musste, oder den Prozess zu gewinnen wäre umsonst gewesen.

Ich habe den größten Teil des Jahres 2019 damit verbracht, wild auf dem Küchenboden zu weinen und mir auf die Brust zu schlagen, um ein Wunder herbeizuführen. Du hättest die Wunden auf meinen Knien sehen sollen, die vom vielen Beten entstanden sind. Ich hatte keine Ahnung, was ich tat, aber in meiner Seele brach etwas los und ich wusste, dass ich nur dann weiterleben konnte, wenn sich etwas Wesentliches änderte. Es ist verrückt, was dir am bitteren Ende deiner besten Tage widerfährt. Du bist bereit, alles aufzugeben, aber auf eine andere Art und Weise, als wenn du selbstmordgefährdet bist; Es gibt keine Hoffnung im Selbstmord. Doch hier in meiner zur Schau gestellten Niederlage entdeckte ich eine verlockende Hoffnung, ein seltsames Licht am Ende meines Weinens, das ich noch nie zuvor bemerkt hatte.

Ich war ein Experte im Umgang mit 60 Symptomen der PTBS, einer chronischen Krankheit und depressiven/suizidalen Schwankungen, aber die Last und der Makel meines Lebens waren jetzt unerträglich, nicht zu verbergen und unbezwingbar. Die Brillanz jedes Lasters, mit dem ich als „Coverup girl" (verdecktes Mädchen) meinen Schmerz vertuscht hatte, war jetzt verblasst, und zurück blieb ein dumpfes, nörgelndes Nichts in der Mitte meiner Brust, das nur durch diese radikalen Gebets Anfälle behoben werden konnte. Es war anders als alle anderen Male, bei denen ich am Boden zerstört endete. Ich hatte kein Selbstmitleid mehr. Ich war wütend und wollte nicht nachgeben, ohne die Ärmel hochzukrempeln, auf die Knie zu gehen und vor Gott zu treten, um mit ihm persönlich darüber zu streiten, was mir widerfahren war.

Ich schätze, man kann es eine Hinwendung zum Herrn nennen, so wie sich Moses dem brennenden Dornbusch zuwandte, wie Maria Magdalena sich umdrehte, um ihren auferstandenen Retter zu sehen, wie Elia sich umdrehte, um die leise leise Stimme in der Höhle am Horeb zu hören. Aber als ich mich umwandte, war ein heftiger, sich windender Zorn aus grobem Sand zu spüren, wie ich ihn noch nie bei einem Gottesdienstbesuch erlebt hatte. Ich war ein Rebell in der Speisekammer, der Töpfe und Pfannen zusammenschlägt, in einem Sturm des Hasses darüber, was aus meinem Leben geworden war, trotz all meiner Höchstleistungen in dieser schwierigen Situation. „REPARIERE ES, GOTT!"

In diesen Momenten lernte ich, wie unverletzlich Gott ist und wie gering mein Schmerz im Komfort seiner unerschütterlichen Gegenwart war. Je mehr ich schimpfte, desto mehr hielt er mich fest. Ganz gleich, wie ich den Kampf anging und ich wütend auf den Thron zu stürmte, schoss es auf mich zurück, denn hier wurde ich immer wieder mit einer verblüffenden Hoffnung und unerbittlichen Liebe konfrontiert, die meiner Seele selbst inmitten meiner gebrochenen, geliehenen Kahlheit Erleichterung brachte.

Ich fing an, Podcasts und Predigten auf YouTube zu hören und habe in 281 Tagen die gesamte Bibel verschlungen. Ich ging zu Gottesdiensten in vier verschiedenen Kirchen und wurde monatelang jeden Sonntag von Jesus gerettet. Es wurde gefragt: „Gibt es hier jemanden, der sein Leben zum ersten Mal Jesus übergeben möchte?" Ich hob bei jedem einzelnen Gottesdienst die Hand, weil das, was in mir vorging, einfach zu wichtig war, um nur einmal gefeiert zu werden.

Dann überkam mich ein überwältigendes Verlangen nach Reinheit, und ich trennte mich von meinem französischen Freund, gab das Trinken und Rauchen auf und begann, vier- oder fünfmal am Tag zu Hause das Abendmahl zu feiern. Ich bestellte diese kleinen Waffel Chips und Traubensaft-Becher in großen Mengen bei Amazon und bewahrte sie in einer speziellen Schublade in meiner Küche auf, in der ich früher mein Marihuana aufbewahrte. Ich konnte nicht anders, als die ganze Zeit in Gottes Gegenwart zu sein. Es fühlte sich wie eine Sucht an, aber Gott sagte mir, dass es Anbetung hieße. Ich nahm meine Gitarre und begann wieder Musik zu schreiben. Ich habe Lieder wie „Take My Hand", „Sacred" und ein spanisches Lied namens „Como Sos Vos" geschrieben.

Als ich in der Bibel las, dass Jesus jeden Menschen heilte, der zu ihm kam, egal in welchem Zustand er sich befand, wer er gewesen war oder was er getan hatte, war ich neugierig, ob er das Gleiche für mich tun würde. Ich habe nicht darüber nachgedacht, was Religion über Heilung zu sagen hat. Ich wusste nur, dass er es irgendwie tun würde, wenn ich Jesus bitten würde, mich von ganzem Herzen zu heilen. Ich begann damit, alle meine Symptome aufzuschreiben, damit ich mir ein klares Bild davon machen konnte, worum ich Jesus bat.

Hier ist meine Liste der 60 Symptome der PTBS, die mich mein ganzes Leben lang gequält hatten, die Gott aber nur wenige Monate später augenblicklich heilte:

1. Dysmorphie
2. Essstörung und Esssucht
3. Panikattacken
4. Unfähigkeit, sich in der Öffentlichkeit sicher zu fühlen
5. Albträume und Rückblenden
6. Massive Stimmungsschwankungen
7. Emotionale Dysregulation (die falschen Gefühle zur falschen Zeit empfinden. Zum Beispiel: Freude statt Schmerz)
8. Schlafstörungen und Schlaf Phobie
9. Selbstmordgedanken
10. Vergessen, wie man lächelt
11. Kontrollierter oder angespannter Gesichtsausdruck
12. Unbehagen beim Sitzen
13. Körperhass
14. Dissoziation und „Verlassen meines Körpers"
15. Selbstverletzung
16. Gute Beziehungen sabotieren
17. Das Gefühl, dass ich „außer Kontrolle" bin
18. Das Gefühl, „nicht normal" zu sein
19. Hyper Wahrnehmung meines Körpers und meiner Gliedmaßen
20. Extreme Sensibilität (emotional und körperlich)
21. Wut und Wutausbrüche
22. Gewalttätiges Verhalten
23. Anfälle von unkontrolliertem Weinen
24. Ein Gefühl einer gestohlenen Unschuld oder einer gestohlenen Jungfräulichkeit

25. Fruchtbarkeits- und Hormonprobleme

26. Starke Abneigung gegen Männer

27. Angst vor Sex

28. Gleichgeschlechtliche Tendenzen oder Pansexualität

29. Paranoia

30. Angst vor Verlassenheit

31. Extreme Einsamkeit, Leere und Verzweiflung

32. Ich habe das Gefühl zu ersticken oder zu ertrinken

33. Ich fühle mich in meinem Körper nicht „zu Hause" oder „wohl".

34. Rücksichtsloses Eingehen von Risiken, die mein Leben oder meine Gesundheit gefährden

35. Angst vor Enge oder vor beengten Verhältnissen, ein allgemeines Gefühl der Enge

36. Apathie, Taubheitsgefühl und Depression

37. Eine endlose Menge an Trauma-Reaktionsauslösern

38. Tatsächliche körperliche Verletzungen infolge von Missbrauch (insbesondere Rückenprobleme, Fehlstellungen und Schmerzen usw.)

39. Ein „ekliges" oder „schleimiges" Gefühl im Inneren

40. Lässigkeit beim Sex (meine Sexualität nicht wertschätzen)

41. Unversöhnlichkeit, Herzenshärte, Bitterkeit und Groll

42. Anhaltende Angst vor dem Tod

43. Ständig das drohende Unheil spüren

44. Kampf gegen eine hartnäckige und mysteriöse chronische Krankheit

45. Unfähigkeit, langfristig zu denken oder zu planen

46. Unfähigkeit, mit Überraschung oder Spontaneität umzugehen

47. Schwierigkeiten beim Übergang von Moment zu Moment

48. Sich sexuell gebrochen fühlen

49. Abneigung gegen Berührung oder Intimität

50. Vertrauensprobleme und die Unfähigkeit, meine Wachsamkeit zu mildern, selbst wenn ich es möchte

51. Probleme mit Grenzen (meine eigenen zu setzen und die anderer zu respektieren)

52. Ständige Angst

53. Ich habe das Gefühl, keine Stimme zu haben

54. Halsprobleme, Stimmprobleme

55. Verdauungsprobleme (z. B. Reizdarmsyndrom)

56. Drogenmissbrauch

57. Fokus Probleme

58. Gedächtnisprobleme

59. Obsessive Kontroll Probleme

60. Physische Ticks, unkontrollierte Bewegungen, die sich anfühlen, als müsste ich sie ausführen

Eines Tages, in dieser radikalen Zeit des Gebets, kam mir der Gedanke, dass all diese Symptome überhaupt keine Symptome waren – sie waren Dämonen – denn wie könnte ich mich in einem Moment in der Gegenwart Gottes völlig befreit und in einem anderen Moment völlig gequält fühlen? Außerdem veränderte sich auch die Art und Weise, wie ich es gewohnt war, meine lebenslangen Symptome zu erleben. Ich spürte die Symptome nicht mehr so sehr in mir, sondern begann sie um mich herum zu spüren, als ob der Einfluss einer äußeren Kraft auf mich wirken würde. Ich erinnere mich besonders daran, wie ich eines Tages in den Spiegel schaute und beobachtete, wie mein Gesicht vor meinen Augen seine Form veränderte. Es war unheimlich und seltsam und dauerte nur ein paar Sekunden, aber es war lang genug, um mit Sicherheit zu wissen, dass das Symptom der Dysmorphie tatsächlich ein Geist der Dysmorphie war, und nach dem, was ich in der Bibel las, konnte ich ihn wahrscheinlich aus meinem Körper austreiben und er würde verschwinden. Das war ein riesiges Aha-Erlebnis und ein entscheidender Punkt, an dem sich alles änderte – aber was als nächstes folgte, war alles andere als himmlisch.

Von diesem Moment an war es, als wäre in meinem Haus die Hölle los. Überall um mich herum war eine spürbare Präsenz des Bösen, die erst verschwand, als ich betete. Eines Nachts konnte ich im Geiste buchstäblich eine Horde Dämonen über meinem Bett kreisen sehen. Ich konnte sie fühlen, im Geiste hören und mit meinem geistigen Auge sehen. Ich wusste nicht genau, was ich tun sollte, also schnappte ich mir meine Bibel, stand auf meinem Bett und las laut aus der heiligen Schrift, bis plötzlich der Dämonen Schwarm in ein himmlisches Licht über meinem Kopf gezogen wurde und sie mein Haus verließen. Es war so intensiv! Ich habe noch nie von so etwas Verrücktem gehört, außer in Horrorfilmen und, nun ja, in der Bibel. Es klingt verrückt zu glauben, dass das, was ich durchgemacht habe, biblisch sei, aber Jesus selbst sprach im Neuen Testament offen über Dämonen und sogar mit Dämonen, und Paulus, der Apostel, schreibt Brief für Brief an die Gläubigen, um sicherzustellen, dass wir alles verstehen und in unser vollen Autorität in Christus gehen.

Ich war schockiert, dass mir als Kind nie jemand von diesen Dingen erzählt hatte. Nicht ein einziges Mal haben wir in der katholischen Schule etwas über die Kraft des Evangeliums, die Austreibung von Dämonen oder Heilung gelernt. Ich hatte das Gefühl, sie hätten mir Jesus vorenthalten. Ich war so frustriert. Wenn sie mir diese Dinge nur erzählt hätten, hätte ich gewusst, wie ich mit dem Schmerz meines Lebens umgehen soll, und ich hätte meine Musikkarriere nie aufgegeben oder zwanzig Jahre damit verbracht, nach den fehlenden Teilen meiner Geschichte zu suchen. Ich wäre schon vor langer Zeit zu Gott gekommen und hätte ihn gebeten, mich zu heilen – wenn ich es nur gewusst hätte. Ich war so traurig. Ich hatte in meiner Jugend mein Leben der Kirche geopfert und nichts dafür bekommen. Aber je mehr ich die Bibel las, desto mehr wurde mir klar, dass die einzige Möglichkeit für einen Gläubigen, etwas für seinen Glauben zurückzubekommen, darin besteht, sein Leben Jesus zu übergeben.

Im Mai 2019, etwa ein Jahr nachdem ich die Klage gewonnen hatte, ließ ich mich im Pazifischen Ozean in der Nähe von Venice Beach wieder taufen, wo ich als wiedergeborener Gläubiger heraus trat und bereit war, mein befreites Leben einzufordern. Es dauerte ungefähr sechs Monate, dass ich an meinem Glauben festhielt und von ganzem Herzen daran glaubte, dass Jesus mich befreien konnte, bevor die Dämonen endgültig verschwanden. Es war eine Saison, die von drei großen Befreiungen geprägt war, die mich auf den Weg der Transformation brachten, den ich heute noch beschreite, völlig befreit von Traumata.

Befreiung 1 von 3: Den Geist der Perversion austreiben

Im Oktober 2019 lud mich meine Nachbarin, die meine spirituelle Mutter geworden war, zu einer Konferenz mit dem Titel „Heilige Sexualität" ein, die von einer Modedesignerin, Autorin und Unternehmerin aus England namens Bobbi Kumari geleitet wurde. Diese wunderschöne Inderin war kraftvoll, verletzlich und ehrlich über ihre Vergangenheit. Sie kannte sich so gut mit der Bibel aus. Sie sprach darüber, dass Gottes Plan für Sex anders ist als die Art und Weise, wie die Welt Sex sieht, dass Gott, wenn er in der Bibel über Sex außerhalb der Ehe spricht, nur das griechische Wort „pornea" verwendet, woher das Wort für Pornografie kommt. und dass Gott, wenn er sich in der Bibel auf Sex zwischen Mann und Frau bezieht, das hebräische Wort „yada" verwendet, was „jemanden gut kennen" bedeutet. Sie sprach darüber, wie Jesus all den geistlichen Ballast von uns lösen konnte, den wir durch die gottlosen Seelenbindungen, die wir im Geiste mit außerehelichen Sexualpartnern geknüpft hatten, empfingen, und wie Gott unsere Reinheit wiederherstellen konnte, wenn wir ihn darum baten.

Es war faszinierend und eine völlig neue Information für mich, aber der einzige Grund, warum ich irgendetwas glaubte, was sie sagte, war die Detailgenauigkeit, mit der sie ihr Leben vor Jesus beschrieb, und wie deutlich ich sehen konnte, wie verändert sie nun frei von all diesen Dämonen der Perversion war. Was meine Aufmerksamkeit mehr als alles andere erregte, war, als sie sagte, Sexträume seien dämonisch. Sie sagte, sie habe den Geist der Perversion aus ihrem Körper vertrieben und die Geister seien nie wieder zurückgekehrt. Ich wusste nicht, dass Sexträume gottlos sind. Ich hatte mein ganzes Leben lang viele davon, aber ich dachte, sie gehörten einfach zum Menschsein dazu. Ich wusste nicht, dass man beten kann und Jesus würde das auch wegnehmen. Ich war hungrig nach Reinheit, also verließ ich die Konferenz mit vielen neuen Informationen, die es zu verarbeiten galt, und dem großen Wunsch, dass Jesus all den gottlosen sexuellen Ballast, den ich von Kindheit an bis jetzt in meinem Geist getragen hatte und von den Entscheidungen, die ich in meinem ganzen Leben lang getroffen hatte, beseitigte.

Ein paar Tage später, nachdem ich gerade das Abendmahl eingenommen hatte, schlief ich mit meiner Bibel auf der Brust und Anbetungsmusik ein und hatte einen Sextraum. Es hat mich wirklich verstört. Als ich aufwachte, fühlte ich mich völlig niedergeschlagen und verärgert, weil ich das Gefühl hatte, dass mir so etwas jetzt, wo ich bei Jesus bin, nicht passieren sollte. Ich fragte Gott, was ich tun sollte, und hörte den Heiligen Geist sagen: „Vertreibe einfach den Geist der Perversion aus deinem Körper." Es war kein super spiritueller Moment oder so. Ich war müde und Gottes Rat erinnerte mich sehr an den Film

„My Big Fat Greek Wedding", als Toulas Vater sagte: „Mach einfach Windex drauf." Ich wollte mit den Augen rollen und sagen: „Wirklich, Gott? Einfach aus meinem Körper vertreiben?" Im Halbschlaf tat ich, was er mir sagte. Ich sagte: „Geist der Perversion, verschwinde aus meinem Körper", in diesem Moment sprang meine Hüfte in die Luft, mein Bein schoss gerade heraus und ich spürte, wie etwas aus meiner linken Hüfte kam! Ich habe keinen Dämon per se „gesehen", aber ich spürte, wie er verschwand. Es war, als würde ein Schatten aus mir herausgezogen worden sein, wenn ein Schatten Gewicht haben könnte.

Die Veränderung in meinem physischen Körper war so bedeutsam, dass ich beim Aufstehen fast umgekippt wäre. Ich konnte am nächsten Tag nicht einmal im Fitnessstudio balancieren, weil das Gleichgewicht in meinen Beinen so anders war. Das andere Unglaubliche war, dass ich lange Zeit jedes Mal, wenn ich nach dem Training Übungen auf der Schaumrolle machte, ein seltsames Gefühl an der gleichen Stelle in meinem Bein verspürte, wo der Dämon verschwunden war. Ich machte Übungen auf der Schaumrolle und ein seltsames Lust-/Schmerzgefühl schoss in meinen Bauch. Aber jetzt war auch das weg. Es war schockierend, darüber nachzudenken, wie lange dieser Dämon in meinem Körper gelebt hatte und dass er nun mit einem einfachen Gebet verschwunden war. Diese Befreiung rüstete mich mit einem noch größeren Glauben aus, den ich auf die nächste dämonische Festung richtete: PTBS.

Befreiung 2 von 3: Den Geist des Traumas loswerden

Ich erwartete, dass diese Erlösung mit einem Feuerwerk und einer Machtdemonstration einhergehen würde, die größer war als dieses Erlebnis, bei dem meine Hüfte und Beine herum geflogen sind, da ich noch so viele Symptome auf meiner Traumaliste hatte. Aber diese Befreiung verlief ziemlich ereignislos, wenn man nicht mitzählt, dass

Topanga am nächsten Tag in Flammen stand. Ich war lange wach und hörte einer Predigt eines Mannes namens Bill Johnson auf YouTube zu, ein paar Wochen nachdem der Dämon der Perversion aus meinem Körper getreten war, und er fragte am Ende seiner Predigt die Menschenmenge dort im Raum, ob noch jemand hier sei, der unter Nachtangst litt. Ich war nicht im Gebäude der Veranstaltung und wusste nicht, ob meine Symptome technisch gesehen als Nachtangst einzustufen waren, aber ich dachte: „Na ja, ähnlich genug", und stand in meinem Wohnzimmer auf, um das Gebet entgegenzunehmen. Ich habe überhaupt nichts gespürt, als er betete, aber ich wusste, dass Jesus etwas getan hat, weil Jesus immer etwas tut, wenn wir beten. Mein Mund zuckte ein wenig auf der linken Seite, aber das war's.

Erst am nächsten Tag, als der gesamte Canyon von Topanga in Flammen stand, bemerkte ich, dass sich etwas Bedeutendes verändert hatte. Wir waren alle gezwungen, den Canyon zu verlassen, und mir blieb keine andere Wahl, als bei einer Freundin zu übernachten, die nahe bei, aber außerhalb meiner Heimatstadt in Manhattan Beach lebte. Als wäre die Nähe zu Manhattan Beach nicht schon schwierig genug, befand sich ihre Wohnung in einer lauten Straße, wo die hellen Lichter der Stadt in ihr Schlafzimmer fielen, ständige Polizei Sirenen heulten und Tierhaare von ihrem Hund und zwei Katzen die gesamte Wohnung schmückten. Es war definitiv nicht der ruhige Canyon, den ich gewohnt war. Ganz zu schweigen davon, dass es für mich eine wirklich große Sache war, irgendwo anders als zu Hause zu schlafen. Trotzdem bin ich sofort in ihrem Zimmer eingeschlafen, weil mich nichts störte.

„Nichts stört mich!" rief ich kurz vor dem Einschlafen aus, als mir das Gewicht des Wunders bewusst wurde, das gerade geschehen war. Ich war friedlich in einer unmöglichen Umgebung und unter Umständen eingeschlafen, die mich vor all den Ängsten und

Zwangsstörungen, mit denen ich hätte umgehen müssen, zu Tränen getrieben hätten. Doch hier war ich und nichts störte mich – nicht der Lärm, nicht die Lichter, nicht die Tierhaare, nicht der gemeinsame Raum, nicht die Nähe zu Manhattan Beach – nichts. Ich hatte keine Furcht und keine Angst. Da wurde mir klar, dass ich zu 100 % von PTBS befreit worden war.

Diese Befreiung wurde nur wenige Wochen später bestätigt, als ich nach Redding, Kalifornien, reiste, um Bill Johnson persönlich in seiner Kirche sprechen zu sehen. Als ich im Auditorium ankam, war ich so müde, dass ich inmitten des Menschen Meeres, umgeben von Tausenden lautstark jubelnden Gläubigen, einschlief. Das war eine weitere Unmöglichkeit. Ich hätte mich nie vor meiner Befreiung sicher gefühlt, an einem solchen öffentlichen Ort einzuschlafen. Es war für mich der glasklare Beweis dafür, dass ich befreit worden war.

Es war eine Zeit voller überwältigender Freude und der Zeit, in der ich jedem, den ich traf, erzählte, was Gott in meinem Leben tat. Ich erzählte ihnen, wie Gott alle meine Traumasymptome geheilt hatte, bei denen es sich in Wirklichkeit um Dämonen handelte, die er aus meinem Leben und Körper vertrieben hatte. Ich habe den Menschen gesagt, dass auch sie geheilt werden könnten, egal, was sie durchmachten. Allein im ersten Jahr meiner Zeit mit Jesus habe ich für 65 verschiedene Menschen gebetet und gesehen, wie Knöchel, Erkältungen, Rückenschmerzen, Kopfschmerzen, Taubheit, Mobbingsituationen, Albträume und mehr sofort geheilt wurden. Dennoch wusste ich in der ganzen Aufregung, dass es eine letzte Festung in meinem Leben gab, mit der ich mich befassen musste: dem Geist des Todes.

Befreiung 3 von 3: Den Geist des Todes besiegen

Im November 2019 machte ich mich auf den Weg, um meinen letzten Kampf gegen den Geist des Todes zu führen. Ich bin nach Norden gefahren, um Bill Johnson in seiner Kirche in Redding predigen zu hören, aber ich habe es kaum lebend dorthin geschafft. Der Geist des Todes manifestierte sich auf dieser Fahrt in meinem Auto in einer großen Machtdemonstration und hätte mich fast umgebracht. Ich war gerade auf den Highway 99 aufgefahren, der sich wegen Bauarbeiten auf eine Spur verengte. Kilometerweit gab es keine Ausfahrten. Genau dann versuchte eine überwältigende physische Kraft, meine Arme zu übernehmen und mich zu zwingen, das Auto gegen die mittlere Leitplanke zu krachen. Ich musste meine ganze Kraft und Energie darauf konzentrieren, den Geist des Todes davon abzuhalten, mein Auto in die Mauer zu knallen. Ich ließ Lobpreismusik laufen und rief Worte Gottes so laut ich konnte, so lange, bis der Geist verschwand und die Atmosphäre sich veränderte. Es war wirklich beängstigend, aber irgendwann stoppte die Manifestation und ich konnte wieder normal weiterfahren.

Es war das schrecklichste Erlebnis, das ich je beim Autofahren hatte, sogar noch beängstigender als das eine Mal, als ich in einem Zustand, in dem ich high war, einen Totalschaden hatte, oder das andere Mal in Lake Tahoe, als ich mich absichtlich mit dem Geist des Todes zusammengetan hatte, um nach einer Klippe zu suchen, von der ich hätte runterfahren können. Mir war jetzt klar, dass all diese Umstände von diesem heimtückischen Dämon des Todes verursacht wurden, der sich gerade in meinem Auto manifestiert hatte. Ich wollte nichts mehr damit zu tun haben, weshalb ich unbedingt nach Redding gehen wollte. Ich hatte einen Termin mit ihrem Gebets Befreiungs Team in der Kirche vereinbart, weil ich neugierig war, wie es sich anfühlen würde, Befreiung zu erleben, während andere Menschen für mich beten, aber Gott erhörte mein Gebet um Heilung, bevor ich es überhaupt zu diesem Termin schaffen konnte. Während des Gottesdienstes auf der Konferenz umringte mich spontan eine Gruppe von Gläubigen und begann zu beten, ohne überhaupt zu wissen, was ich brauchte. Unter der Last der Hände all dieser Menschen auf meinem Rücken kniete ich mich langsam zu Boden, und ich hatte das innere Wissen, dass der Geist des Todes mich für immer verlassen hatte.

Mein befreites Lebens betreten

Nach diesen Befreiungs Erlebnissen normalisierte sich mein Leben endlich und ich verbrachte viel Zeit damit, für meine gemeinnützige Organisation zu arbeiten, Lieder zu schreiben, Kindern Musik beizubringen und einfach das Gefühl zu genießen, frei zu sein. Dann, im Juli 2020, mitten in der COVID-Pandemie, sagte Gott: „Zieh nach Redding und schließe dich einem Freizeit-Fußballteam an." Also tat ich es. Ich zog um und trat einem Freizeit-Fußballteam bei, wo ich David, meinen Ehemann, kennen lernte.

Nachdem David und ich uns kennengelernt hatten, beachteten wir uns einander in den ersten acht Monaten nicht, weil wir beide zu sehr damit beschäftigt waren, Zeit mit Gott zu verbringen, und weil wir einen falschen Eindruck voneinander hatten. Er hielt mich für verrückt, weil ich so wild betete, und ich fand ihn irgendwie langweilig, weil er in der Gegenwart Gottes so ruhig war. Als wir endlich unser erstes Date hatten, wurde uns klar, wie falsch wir miteinander lagen, und wir verliebten uns. Er unterbrach mich mit einer starken Idee und ich dachte: „Wow, der Typ ist überhaupt nicht langweilig", und als ihm klar wurde, dass ich organisiert war, obwohl ich künstlerisch begabt war, dachte er: „Na ja, vielleicht könnte das funktionieren." Drei Monate später heirateten wir im Juli 2021, weil wir wussten, dass Gott sein Ja gegeben hatte, und seitdem sind wir verheiratet.

Es gibt so viele andere Geschichten, die ich dir über die unmöglichen Dinge erzählen könnte, die Gott in diesem ersten Jahr, in dem ich im Glauben zu Gott zurückkehrte, für mich getan hat, aber es wäre zu viel, sie alle in diesem Buch aufzuschreiben. Gott hat für mich das Unmögliche getan: Er gab mir meine Wahrheit zurück und dann machte er seine Wahrheit wichtiger als alles, was sie jemals zuvor war. Seine Wahrheit verdrängte jedes einzelne Trauma-Symptom, das ich hatte, und schrieb meine Geschichte des Schmerzes in eine Geschichte der Überwindung um. Das war die Freiheit, nach der ich mein ganzes Leben lang gesucht hatte, und es war verrückt zu glauben, dass sie immer in Reichweite war. Das Leben, das ich heute lebe, ist nach allen Maßstäben dieser Welt unmöglich, aber Gott hat es möglich gemacht, weil er nicht an die Maßstäbe dieser Welt gebunden ist.

Alles, was Gott in meinem Leben getan hat, ist ein Wunder. Ich kann es nicht anders würdigen, als dass ich mich in meinem Moment der Verzweiflung endlich an die richtige Person gewandt und die Wahrheit erhalten habe, nach der ich mein ganzes Leben lang gesucht hatte, eine Wahrheit, die alle Stücke meiner verlorenen Geschichte zurückbrachte und jeden gebrochenen Teil meiner Seele heilte, damit ich in die strahlende Zukunft eintreten konnte, die seit Anbeginn der Zeit in Gottes Gedanken existierte.

Teil Zwei

✦

Was Gott für Dich Tun Wird

✦

Kapitel 5

Grundlagen der Befreiung & Transformation

Im ersten Teil dieses Buches ging es um mich, aber im Rest dieses Buches geht es um dich und darum, was Gott für dich tun wird. Ich habe dir meine Geschichte erzählt, damit du sehen kannst, was möglich ist, wenn du dich an Gott wendest, aber was Gott für dich tun wird, geht sogar über das hinaus, was er für mich getan hat, denn das ist die Natur Gottes. Er übertrifft sich jedes Mal selbst.

Für einige von euch könnte es ein neues Konzept sein, von der heilenden Kraft Gottes zu hören. Jesus ist das bestgehütete Geheimnis für Heilung und so ziemlich alles, was du sonst noch in diesem Leben brauchen könntest. Es ist einfach, eine Beziehung mit ihm einzugehen, wie ich es 2019 getan habe. Dein Hintergrund, deine ethnische Zugehörigkeit, dein Geschlecht, deine sexuelle Orientierung, dein wirtschaftlicher Status, deine Vergangenheit oder jede andere Kategorie, die dir einfällt, spielt keine Rolle, wenn es darum geht, Jesus kennenzulernen. Ungeachtet dessen, was andere dir vielleicht sagen, Gott ist Gott für alle und du kannst zu ihm kommen, so wie du bist.

Es gibt zwei Dinge, zu denen ich dich jetzt einladen möchte, die dir dabei helfen werden, auf die sicherste Art und Weise ins Unbekannte zu schweben. Erstens werde ich dir beibringen, wie du zu Jesus kommen kannst, und zweitens werde ich dir helfen, den falschen Komfort aufzugeben, auf den du dich zu diesem Zeitpunkt gestützt hast. Auf diesem Weg, während du den Rest dieses Buches weiterliest, hat Gott auf diese Weise deine volle Erlaubnis, die Dämonen und Wunden zu verbannen, die dich davon abgehalten haben, ein völlig befreites Leben zu führen.

Zu Jesus kommen

Aus meiner Geschichte weißt du, dass ich wütend und angepisst darüber zu Jesus kam, was aus meinem Leben geworden war. Ich hatte gerade die Klage meines Vaters gegen mich gewonnen, aber meine innere Welt fühlte sich zu schwer an und mein Leben um mich herum fühlte sich lächerlich, leer und beschämend an. Ich war so wütend auf Gott, dass ich anfing, laut mit ihm über alles zu reden. Mein Glaubens Auftakt war alles andere als schön, also ist es in Ordnung, wo auch immer du dich heute befindest. Um zu Jesus zu kommen, musst du ihn nur in dein Leben einladen. So einfach ist das. Dazu muss man auch nicht heilig sein. Eigentlich kannst du ohne Jesus sowieso nicht heilig sein. Deshalb lügt jeder, der dir sagt, dass du dich ändern musst, bevor du Jesus annimmst.

Jesus sagt in Matthäus 11,28 (NLB): „Kommt alle her zu mir, die ihr müde seid und schwere Lasten tragt, ich will euch Ruhe schenken." Beachte, dass er "alle" gesagt hat, die ihr müde seid und schwere Lasten tragt. Er sagte nicht: „Kommt alle zu mir, die ihr heilig und vollkommen seid, und ich werde euch die Ruhe geben, die ihr verdient." Keiner von uns verdient die Ruhe, die Jesus geben kann. Ich habe es sicher nicht verdient. Das ist der springende Punkt. Wir kommen zu Jesus und

GRUNDLAGEN DER BEFREIUNG & TRANSFORMATION

erkennen an, wie müde wir sind, dafür zu kämpfen, dass unser Leben besser wird, und dann können wir seinen übernatürlichen Frieden empfangen, der nur von ihm kommt. Jesus sagt in Johannes 14,27 (NLB): „Ich lasse euch ein Geschenk zurück – meinen Frieden. Und der Friede, den ich schenke, ist nicht wie der Friede, den die Welt gibt. Deshalb sorgt euch nicht und habt keine Angst." Nur Jesus kann so etwas versprechen und halten. Die Frage ist: Wirst du dieses Angebot annehmen? Wenn du neugierig bist, wie dein Leben aussehen könnte, wenn Jesus in deinem Bild wäre, bete einfach dieses Gebet laut:

„Jesus, ich bin bereit, Dinge auf deine Art auszuprobieren. Ich möchte, dass du in mein Leben kommst und alles veränderst. Ich interessiere mich nicht mehr für meine Vergangenheit. Ich möchte, dass du sie neu schreibst und alles Unmögliche in meinem Leben heilst. Zeig mir, dass du Gott bist!"

Wenn du das gerade gebetet hast oder schon einmal in deinem Leben etwas Ähnliches gebetet hast, dann bist du bereit für die nächste Stufe: den Verzicht auf deinen falschen Komfort.

Gib deinen falschen Komfort auf

Gott ist bereit, die Liste deiner Unzufriedenheiten, Symptome und Beschwerden vom Tisch zu fegen, so wie er es für mich getan hat, aber du musst den ersten Schritt machen. Gott wird dich nicht zur Heilung zwingen. Du musst ihm den ersten Platz in deinem Herzen einräumen, über allen falschen Komfort, auf den du dich gestützt hast, damit er allein, deine Stärke und dein Beschützer sein kann. Die Dinge in meinem Leben begannen sich zu verändern, als ich Gott diese tiefere Erlaubnis gab. Ohne sie hätte ich keine so schnelle Heilung oder Befreiung erhalten. Ich habe mich bewusst dafür entschieden, meinen falschen Komfort, meine eigenständigen und selbst schützenden Gewohnheiten und jeden Bereich des Unglaubens, den ich in mir hatte, aufzugeben. Du kannst es auch tun, und zwar jetzt, genau so, wie du bist. Du musst deine Gewohnheiten nicht ändern, um dieses Gebet zu beten. Gott ist derjenige, der dich zur Transformation befähigen wird.

Wenn du bereit bist, bete Folgendes laut:

„Jesus, das ist wirklich schwierig und beängstigend für mich, aber ich vertraue darauf, dass du mir den Rücken frei hältst. Ich gebe jetzt alle Dinge, Gewohnheiten, Menschen, Gedanken und Gefühle auf, an die ich mich gewandt habe, um Komfort zu finden, und wende mich stattdessen an dich. Ich bitte dich, meine Stärke zu sein und mich mit wahrer Kraft zu erfüllen, damit ich das Leben leben kann, das du von Anfang an für mich entworfen hast.“

Einen Vorsatz festlegen

Wenn du gerade diese beiden Gebete gebetet hast, musst du keine Vorsätze für deine Heilung festlegen, da du nicht derjenige bist, der die Heilung durchführt. Gott wird die Heilung bewirken. Sein Vorsatz ist bereits festgelegt, dass du heilst. Deine Aufgabe besteht nun darin, von ihm das zu erhalten, was du allein niemals verdienen oder erreichen könntest: völlige Freiheit.

Grundlagen der Befreiung
& Transformation

———

Der Zweck dieser nächsten Abschnitte des Buches besteht darin, dir zu helfen, die Grundlagen der Befreiung und Transformation zu verstehen, sowie das schöne Design, wie Gott dich geschaffen hat, wie Menschen dämonisiert werden und was Gott tut, wenn er dich befreit und verwandelt. Die Informationen sollen dich mit einem neuen Denkrahmen ausstatten, durch den Gottes Heiliger Geist dir auf persönliche Art und Weise Heilung bringen wird. Zur Veranschaulichung dieser Konzepte habe ich ein paar Kinderspielzeuge und eine Paprika ausgewählt. Lass uns eintauchen.

Paprika und dein wunderschönes Design

Wenn du jemals eine Paprika aufgeschnitten hast, weißt du, dass sich darin eine wunderschöne Blume befindet. Schau her, wie schön diese Paprika gestaltet ist:

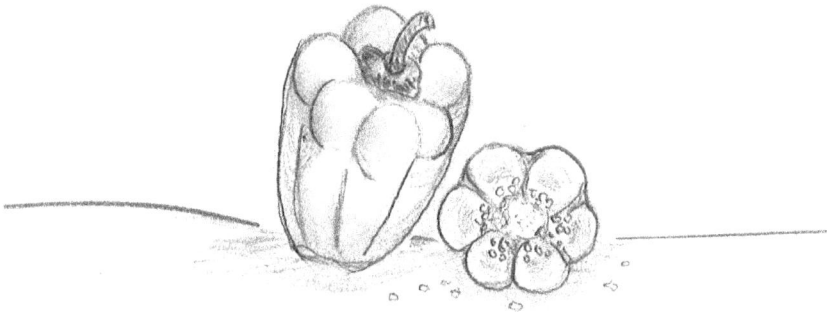

Dies ist Gottes göttliches Design für Paprikas und eine Metapher für dein Leben. Eine Paprika wächst immer entsprechend ihrem schönen Design und du auch. Du wurdest dazu geschaffen, nach Gottes Plan zu wachsen.

Bedeutet das also, dass wir über das Design hinauswachsen, wenn wir am Ende ein Leben voller Verletzungen haben, die sich in Wunden verwandeln, die Gewohnheiten schaffen, die Türen für Dämonen öffnen? Nein. Das ist kein Problem mit dem Design. Es handelt sich um ein Problem mit dem Boden, in dem die Paprika oder der Mensch gewachsen ist.

Schaue dir diese andere Paprika an:

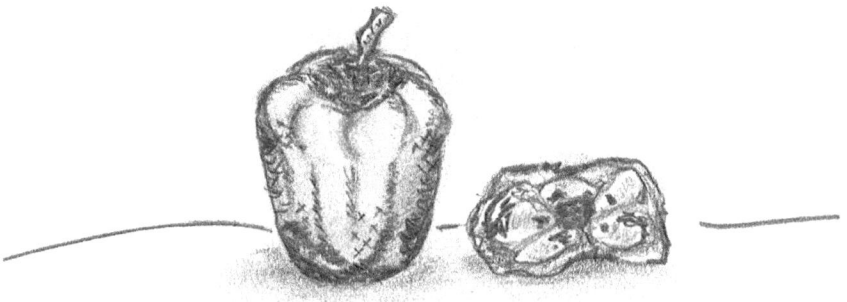

Diese Paprika wurde nicht in der richtigen Umgebung angebaut oder gelagert. Hier sieht man, dass das Design wunderschön ist, aber es hat überall schwarzen Schimmel und verfaulte Stellen. Dies spiegelt die Umgebung wider, in der sie sich befand, nicht das Design. Dies ist eine perfekte Metapher für Befreiung und warum manche Menschen, egal wie gut ihr Design ist, immer noch mit Schmerzen, Trauma Symptomen und verrückten Dingen in ihrer Umgebung zu kämpfen haben.

Der Fehler, den Menschen machen, wenn sie ihren Schmerz und ihr Trauma betrachten, besteht darin, zu glauben, dass der Schmerz vorhanden ist, weil es sich um ein Design Problem handelt. Gottes Plan für uns ist klar: Wir sollen gesegnet werden, an Zahl zunehmen, die Erde erobern und über jedes Lebewesen auf ihr herrschen. Wir sind darauf ausgelegt, ein schönes Leben zu führen. Dein Design ist perfekt. Aber Gott muss den Boden deines Lebens reinigen und alle Teile von dir wiederherstellen, die zerstört oder gebrochen wurden, bevor du in die Fülle deines Designs eintreten kannst.

Das Sortierspielzeug und wie Gott dich befreit

Du kennst dieses Spielzeug wahrscheinlich. Es ist mein Lieblingsbeispiel für Befreiung. Vielleicht hast du als Kleinkind mit diesem Spielzeug gespielt. Es heißt Sortierspielzeug. Wie du sehen kannst, gibt es viele Seiten und unterschiedliche Formen mit kleinen Plastikteilen, die durch die entsprechenden Löcher in die Seiten eingeführt werden.

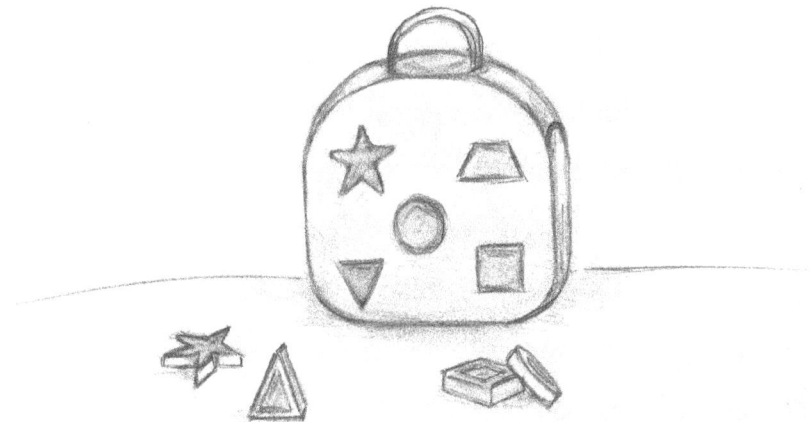

Dies ist eine perfekte Metapher für Befreiung. Stell dir vor, du bist das Spielzeug und die Formen darin stellen die Symptome und Probleme dar, die du scheinbar nicht heilen kannst. Die Löcher im Spielzeug, die Formen oder Symptome herein lassen, repräsentieren deine Wunden. Wunden entstehen aus Verletzungen, die nicht vollständig heilen. Sobald eine Wunde entsteht, neigen wir dazu, Gewohnheiten zu entwickeln, die uns helfen, mit diesem Schmerz umzugehen, ihn zu verstehen oder zu vermeiden. Diese Gewohnheiten würde ich als falschen Komfort bezeichnen. Wenn man sich bei der Heilung auf etwas anderes als Gott verlässt, ist man anfällig für dämonischen Einfluss. Dämonen lieben es, die Orte zu finden, an denen wir uns nicht vollständig auf Gott verlassen, denn wenn sie uns dazu bringen können, Lügen wie „Ich werde nie heilen" und „Mein Leben wird immer so sein" zu glauben, dann haben sie die Autorität zu bleiben. Dämonen bleiben in unserem Leben, wenn wir ihnen durch Vereinbarungen, die wir im Rahmen unserer Glaubenssysteme treffen, Autorität verleihen. Deshalb arbeiten Dämonen wirklich hart daran, verrückte Symptome hervorzurufen, die uns zu falschem Komfort treiben, damit wir uns nicht mehr auf Gott verlassen und sie Zugang zu unserem Leben erhalten.

Du weißt, dass du ein dämonisches Problem hast, wenn du hartnäckige, mysteriöse, chaotische, böse Muster emotionaler, mentaler, körperlicher und spiritueller Schmerzen hast, die scheinbar nie heilen. Das ist es, was ich als dämonische Festung bezeichnen würde. Ich dachte lange Zeit, dass der Umgang mit allen Arten von Schmerzen nach einem Trauma normal sei und dass ich mein ganzes Leben lang mit Schmerzen zu kämpfen haben würde. Es machte Sinn. Aber Gott befreite mich von all meinen Symptomen, und mir wurde klar, dass dämonische Festungen dazu da sind, eine Traumareaktion ständig zu verstärken.

„Festung" ist ein militärisches Wort, das sich auf einen befestigten Ort zur Verteidigung bezieht. Ohne die Kraft Jesu können wir dämonische Festungen nicht bekämpfen. Wir brauchen Gott, der uns auf übernatürliche Weise von diesem dämonischen Zeug befreit und unsere Wunden verwandelt, damit wir in völliger Freiheit laufen können. In Befreiung beseitigt Gott auf übernatürliche Weise die Dämonen, die durch unsere Wunden eingedrungen sind. Dann, im Prozess der Transformation, verwandelt Gott die Wunden, sodass das Alte nicht wieder eindringen kann. Wahre Schmerzfreiheit kommt nur durch die Kraft und Gnade Gottes. Jedes andere Mittel, mit dem wir Dämonen oder Symptome beseitigen, ist nicht dauerhaft, und ich bezweifle, dass es augenblicklich oder kostenlos ist.

Die Befreiung erfordert kein Zutun unsererseits. Es ist ein übernatürliches Ereignis und ein Geschenk, das Gott uns gibt und das von Jesus am Kreuz bezahlt wurde. Transformation hingegen ist eine Beziehungsreise, die wir mit Gott unternehmen, wo er uns hilft, wieder zu entdecken, wer wir ohne Schmerz sind. Hier führt er uns an der Hand, um unsere Vergangenheit neu zu schreiben, unseren Unterdrückern zu vergeben und unsere Wunden zu heilen und zu schließen. Es ist eine aufregende Zeit, in der du endlich das Leben als kraftvoller, stabiler, nicht dämonisierter, schmerzfreier und befreiter Mensch erleben kannst. Das Beste daran ist das Wissen, dass deine Freiheit von Gott kommt und dass sie, weil sie von Gott kommt, ein vollendetes Werk ist, das nicht rückgängig gemacht oder dir genommen werden kann.

Das Stapelspielzeug und wie Gott dich aufbaut und erhält

Die Heilung mit Jesus ist kraftvoll und vollständig und gibt dir die Freiheit, deine Träume zu verwirklichen. Wenn man außerhalb von Christus heilt, fühlt man sich verletzlich und zerbrechlich, als ob man sich selbst schützen oder Situationen vermeiden müsste, um in Sicherheit zu sein. Dieses nächste Spielzeug ist ein perfektes Beispiel dafür.

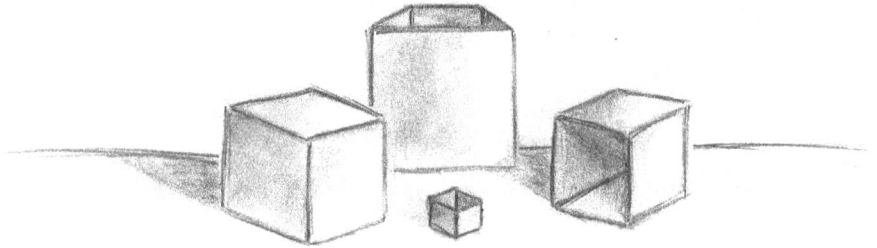

Hier siehst du ein paar Stapelboxen. Du kannst mit ihnen spielen, sie stapeln und ineinander falten. Sie sind eine perfekte Metapher dafür, wie Gott uns während der Transformation aufbaut.

Gottes Transformation soll in uns ein Fundament der Wahrheit errichten, auf dem sich jeder Teil unseres Lebens nach und nach aufbaut, bis er unser Leben wie einen starken, hohen Turm aufgebaut hat.

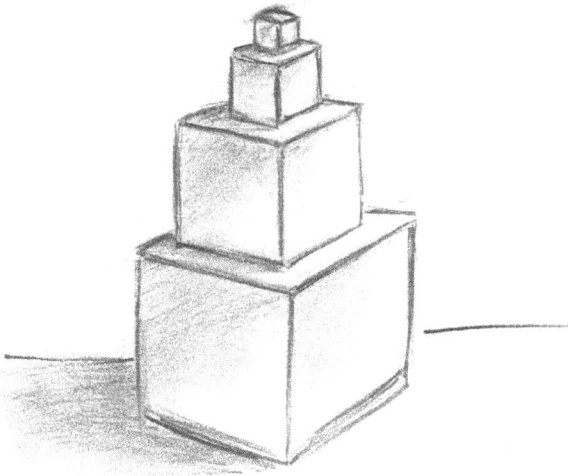

Wenn Gott dein Leben nach deinem schönen Design aufbaut, steigst du nicht nur auf, sondern du bist umgekehrt auch vollkommen von ihm umhüllt. Er umhüllt dich. Die Ebene, auf die du aufsteigst, ist dieselbe, wie die Ebene, die dich umhüllt.

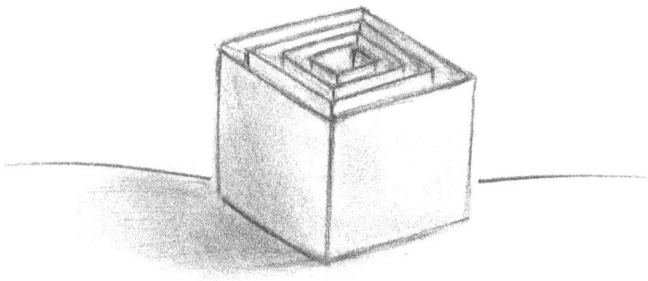

Aber wenn du alle möglichen Wunden hast, die als offene Türen zum dämonischen Reich dienen, neigst du dazu, die Dinge in deinem Leben durcheinander zu bringen, um den Schmerz auszugleichen. Es ist eine andere Sichtweise, was falscher Komfort, Eigenständigkeit und Selbstschutz mit uns machen. Es könnte sein, dass die Boxen nicht in der richtigen Reihenfolge gestapelt sind, etwa so:

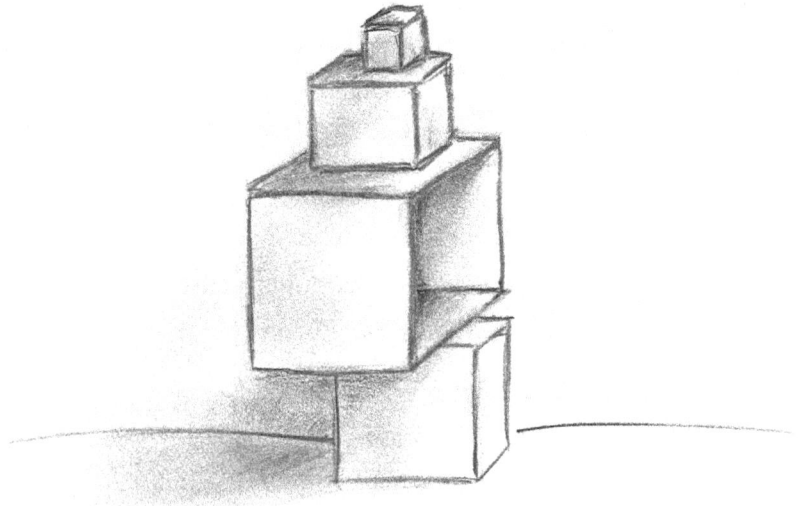

Wenn du dein Leben so gestaltest, dass es hartnäckige Schmerzen kompensiert, verbringst du am Ende die meiste Zeit damit, den Turm vor dem Einsturz zu bewahren.

Viele von euch tragen vielleicht dieses Gefühl des Taumelns in sich herum, aber Gottes Befreiung und Transformation wird das ändern. Mit deiner Übergabe und Erlaubnis wird er die Dinge in deinem Leben so neu ordnen, dass sie seiner Stärke und Stabilität entsprechen. Dann musst du nicht so hart arbeiten, um zu verhindern, dass dein Leben ständig das Gefühl hat, es kippe um. Er wird die Basis und der Fels sein, auf dem du baust, und umgekehrt wird er jeden Teil von dir umhüllen, sodass du dich in seiner Gegenwart vollkommen gehalten fühlst.

Jesus sagt in Matthäus 7,24-25 (NLB): „Wer auf mich hört und danach handelt, ist klug und handelt wie ein Mann, der ein Haus auf massiven Fels baut. Auch wenn der Regen in Sturzbächen vom Himmel rauscht, das Wasser über die Ufer tritt und die Stürme an diesem Haus rütteln, wird es nicht einstürzen, weil es auf Fels gebaut ist."

Ich weiß, dass viele von euch das Gefühl haben, in einem Sturm zu stecken, dem sie nicht mehr standhalten können, und das liegt daran, dass du es nicht geschafft hast, dein Leben mit den richtigen Prioritäten aufzubauen. Hartnäckiger Schmerz hält dich in vertrauten Mustern fest und greift nach falschem Komfort, der dich daran hindert, dich auf eine Weise zu entwickeln, die dir ein Gefühl von Stabilität und Geborgenheit gibt. Aber Gott wird jedes hartnäckige Hindernis beseitigen, das dir im Weg steht, damit du ein unbeschwertes Leben in ihm leben kannst.

Vollständig den falschen Komfort loslassen

Es besteht kein Grund, sich wegen der Dinge, auf die du dich bei der Schmerzbewältigung verlassen hast, schlecht zu fühlen, aber es ist an der Zeit, Gott zu deinem Beschützer, Erbauer, Komforter und Verteidiger zu machen. Mein Leben wurde erst geheilt, als ich diese Entscheidung traf. Davor war es mit allerlei falschem Komfort übersät. Ich habe mich für Beziehungen entschieden, die mir auf die falsche Art und Weise das Gefühl gaben, mächtig zu sein, ich habe Drogen und Alkohol genommen, um meinen Schmerz zu betäuben, ich habe sogar mit allen möglichen weltlichen Philosophien und Methoden körperliche

Heilung angestrebt und ich habe Perversion genutzt, um mich schön zu fühlen. Aber nichts änderte sich, bis ich mich an Gott wandte. Das war mein falscher Komfort. Deiner könnte sich von meinem unterscheiden.

Ich möchte, dass du dir jetzt einen Moment Zeit nimmst, um innezuhalten und Jesus zu bitten, dir zu zeigen, wo du an gottlosen Unterstützungssystemen festhälst. Stell sicher, dass du Jesus bittest, dir zu zeigen, was sie sind. Suche nicht einfach nur nach schlechten Gewohnheiten in deinem Leben. Einige deiner Unterstützungssysteme wurden möglicherweise von Gott selbst eingerichtet. Lasse ihn also hervorheben, was du ihm jetzt überlassen musst, indem er dir ein Bild in den Sinn bringt oder mit Anweisungen ein Wort zu deinem Herzen spricht. Er zeigt dir möglicherweise gottlose Ess- oder Trinkgewohnheiten, körperliches oder sexuelles Verhalten, Beziehungen, die dir nicht dienen, emotionale Muster, die dich verletzen, oder Einstellungen und Denkweisen, die dich einschränken. Denke daran, dass du im Moment nichts ändern musst. Es reicht aus, diese Dinge einfach in deinem Herzen Jesus zu überlassen, damit er beginnt, die Veränderung in deinem Leben herbeizuführen.

Ich weiß, dass es sich verletzlich und beängstigend anfühlen kann, deinen falschen Komfort aufzugeben, der dir so lange geholfen hat, sich gut zu fühlen, aber Gott ist in diesem Moment mehr als in der Lage, dich aufzufangen, und was er für dich hat, ist mehr als alles, was du dir vorstellen kannst. Er ist bereit, dein perfekter Komfort zu sein und wird dich auf übernatürliche Weise mit der Stärke und Kraft erfüllen, die du brauchst, um diese Veränderungen in deinem Leben herbeizuführen.

Wenn du bereit bist, auf deinen falschen Komfort zu verzichten, bete dieses Gebet laut:

„Jesus, ich gebe dir alle meine falschen Komfort Systeme. Es tut mir leid, dass ich all die Male nicht nach dir gegriffen oder mich nicht auf dich gestützt habe, als ich Schmerzen hatte. Ich möchte mich jetzt voll und ganz auf dich stützen. Bitte heile mich von jeder Wunde, jeder Narbe und jedem Dämon, der mich davon abgehalten hat, mein bestes Leben mit dir zu führen. Ordne jeden Teil von mir neu, der nicht in Ordnung ist, damit ich mit dir ein starkes und kraftvolles Leben aufbauen und mich in deinem Komfort hüllen und sicher fühlen kann."

Kapitel 6

Heilung von der Wurzel

Früher dachte ich, dass ich, um ein Trauma zu heilen, alle traumatischen Erfahrungen noch einmal durchgehen müsste, um sie zu verarbeiten und in meine Gegenwart zu integrieren, und dass ich auf diese Weise weiter mache und in meine Zukunft vordringen könnte. Im Natürlichen macht das viel Sinn, aber Gottes übernatürliche Heilung funktioniert nicht auf logische Art und Weise. Als Gott mich auf übernatürliche Weise heilte, gab ich auf, ein Experte in der Bewältigung meiner Schmerzen zu sein, weil es keine Schmerzen mehr zu bewältigen gab. Die traumatischen Erfahrungen, durch die ich gegangen bin, hatten keinen Einfluss mehr auf mich, weil alle Schmerzen, die sie verursacht hatten, verschwunden waren. Gott heilte auf übernatürliche Weise all meine körperlichen, emotionalen und mentalen Schmerzen und zeigte mir dann die Wurzel dessen, was dazu geführt hatte, dass ich so lange nicht geheilt worden war. Gott möchte dir die Wurzel der dämonischen Festungen zeigen, die dich so lange in deinem Schmerz gefangen gehalten haben, damit du mit eigenen Augen sehen kannst, wie er sie zerstört.

Du musst nicht alles über deine Geschichte wissen oder alle deine Wunden verarbeiten, um zu heilen. Gott selbst weiß, wie er jeden Teil deines Lebens heilen und dir dein schönes Design zurückgeben kann. Du denkst vielleicht: „Aber ich weiß, was meinen Schmerz verursacht hat. Was redest du also über Heilung an der Wurzel?" Aber die dämonischen Festungen haben ihre Wurzeln im spirituellen Bereich und nicht in der physischen Erfahrung deiner traumatischen Vergangenheit. Paulus macht diese Unterscheidung zwischen unserem natürlichen und geistlichen Kampf in Epheser 6,10-12 (NLB), wo er sagt: „Werdet stark durch den Herrn und durch die mächtige Kraft seiner Stärke! Legt die komplette Waffenrüstung Gottes an, damit ihr allen hinterhältigen Angriffen des Teufels widerstehen könnt. Denn wir kämpfen nicht gegen Menschen aus Fleisch und Blut, sondern gegen die bösen Mächte und Gewalten der unsichtbaren Welt, gegen jene Mächte der Finsternis, die diese Welt beherrschen, und gegen die bösen Geister in der Himmelswelt."

Paulus macht deutlich, dass wir dämonische Festungen nicht alleine bekämpfen können. Wir brauchen Gottes Heiligen Geist, um uns auf übernatürliche Weise von ihnen zu befreien, und Gottes Heiliger Geist weiß genau, wie er die geheimnisvollsten Schmerz Quellen in deinem Leben enträtseln kann. Er kann bis zu dem Zeitpunkt zurückblicken, als dein Geist zum ersten Mal eine Vereinbarung mit einer weniger göttlichen Idee getroffen hat, lange bevor sich diese spirituelle Zustimmung als greifbares Verhalten, Gewohnheit oder Symptom im natürlichen, physischen Bereich manifestierte. Lass mich es dir an einem Beispiel aus meinem eigenen Leben erklären, wie es funktioniert.

Die dämonische Hand auf meinem Gesicht

Ein paar Monate nach meiner Taufe im Jahr 2019 schloss ich mich einer winzigen kleinen Kirche in einer Kleinstadt in der Nähe von Ventura County an, die voller sehr alter Menschen war. Ich wusste, dass ich Teil dieser Kirche sein musste, denn als ich am ersten Tag das Gebäude betrat, sah ich Omas und Opas, die dreimal so alt waren wie ich, mit Fahnen durch den Raum rennen und im Gottesdienst riefen, sangen und tanzten. Sie waren so frei. Es war ihnen völlig egal, was jemand über sie zu sagen hatte. Ich wusste, dass ich Zeit dort verbringen musste, um ihre Kühnheit zu absorbieren. Sie wussten so viel über die Bibel und Jesus und ihr Leben war reich an Geschichten über Gottes Heilkraft.

Eines Tages ging ich nach dem Gottesdienst zum Gebet in der Kirche nach vorne, und ein kleiner alter Mann betete für mich. Er fragte mich, wofür er beten könne, aber ich sagte ihm, ein allgemeiner Segen sei in Ordnung. Ich machte mir nicht die Mühe, ihm von dem geschwollenen Gesicht zu erzählen, das ich seit fast einem Jahrzehnt hatte, oder überhaupt von irgendeinem Teil meiner Geschichte, da die Schwellung zu diesem Zeitpunkt bereits zurückgegangen war und ich in Freiheit lebte. Er fragte, ob es für mich in Ordnung wäre, wenn er „im Geiste schauen" würde, damit Gott ihm zeigen könne, wofür er beten solle. Ich sagte ja, also schloss er die Augen und betete. Augenblicke später sprangen seine Augen auf und er erzählte mir, dass Gott ihm gezeigt habe, dass sich auf der rechten Seite meines Gesichts in der Nähe meines Kiefers eine dämonische Hand befände, wo ohne sein Wissen seit Jahren die lästige chronische Deformation gewesen sei.

Er sagte: „Macht es dir etwas aus, wenn ich diese dämonische Hand wegnehme?" Ich sagte natürlich ja, und mit einer schwungvollen Arm Bewegung tat er so, als würde er die dämonische Hand im Geist entfernen und sie Jesus geben. Diese Offenbarung war erstaunlich! Was er nicht wusste, war, dass die erste UCLA-Ärztin, die mich vor Jahren für eine Operation aufnahm, entsetzt über das war, was sie in meinem Gesicht sah. Nach der Operation bemerkte sie, dass sie so etwas in ihrer gesamten medizinischen Laufbahn noch nie gesehen hat. Sie sagte, die Zyste sei in meinem Mund zu fünf leeren Stellen gewachsen, wodurch sie wie ein Handschuh aussah!

Jetzt ergab alles einen Sinn. Jetzt verstand ich, warum ihre Operation nicht funktioniert hatte und warum auch alle anderen acht Eingriffe nicht geholfen hatten. Mein Problem lag nicht im natürlichen Bereich. Es war ein Zustand, der in einem dämonischen spirituellen Auftrag verwurzelt war, mit dem Gott nur auf übernatürliche Weise umgehen konnte. Seit dieser kleine alte Mann die dämonische Hand weggewischt hat, ist die Schwellung vollständig verschwunden, und noch bemerkenswerter ist, dass auch das Narbengewebe in meinem Mund verschwunden ist. An der Außenseite meines Halses, wo die Ärzte mich aufgeschnitten haben, ist nur noch eine oberflächliche Narbe zurückgeblieben.

Das ist die Art von Heilung, die ich dir wünsche – die Art von Heilung, die nur von Gott kommt. Es ist die Art von Heilung, die nicht abläuft oder gewartet werden muss, weil du weißt, dass der Herr derjenige ist, der dich geheilt hat, und dass er die Wurzel behandelt hat. Die Werkzeuge in Kapitel 8, deine Macht Begegnung wird dir helfen, dämonische Vereinbarungen zu brechen, die du im Geiste getroffen hast. Der Heilige Geist wird dich durch jedes einzelne Werkzeug führen, um all diese Wurzel Probleme zu lösen, die dir Ärger in deinem Leben verursacht haben.

Gottes Timing verstehen

Meine größte Frage an Gott, nachdem ich all diese übernatürlichen Heilungen erlebt hatte, war: „Gott, warum hat es so lange gedauert, bis du gekommen bist und mich geheilt hast?" Vielleicht hattest du ähnliche Gedanken, weshalb ich als nächstes auf diese Frage eingehen möchte. Es gibt zwei Geschichten in der Bibel, die mir geholfen haben, mehr über Gottes Zeitplan für die Befreiung zu verstehen und warum es manchmal so vorkommt, als würde es eine Ewigkeit dauern, bis er uns heilt: Eine Geschichte ist das Gleichnis vom Unkraut und die andere ist die Geschichte von Lazarus.

Das Gleichnis vom Unkraut geht in Matthäus 13:24-30 (NLB) so: „Das Himmelreich ist vergleichbar mit einem Bauern, der gutes Saatgut auf sein Feld säte. Doch in der Nacht, als alles schlief, kam sein Feind und säte Unkraut zwischen den Weizen und ging wieder weg. Als das Korn zu wachsen begann und Ähren ausbildete, kam auch das Unkraut zum Vorschein. Da kamen die Arbeiter des Bauern und sagten: Herr, das Feld, auf dem du gutes Saatgut gesät hast, ist voller Unkraut! Das hat mein Feind getan!, rief der Bauer aus. "Sollen wir das Unkraut ausreißen?", fragten die Arbeiter. Er antwortete: "Nein, wenn ihr das tut, schadet ihr dem Weizen. Lasst beides bis zur Zeit der Ernte wachsen. Dann will ich den Erntehelfern sagen, dass sie das Unkraut heraus sammeln und verbrennen sollen. Den Weizen aber sollen sie in die Scheune bringen."

Als ich dieses Gleichnis vom Unkraut entdeckte, verstand ich so viel mehr über mein Leben: Warum so viel Böses in mein Leben gekommen war, obwohl ich im Glauben aufgewachsen war, und warum Gott sich die Zeit genommen hat, zu kommen und mich zu retten. In meinem Herzen waren zwei Arten von Samen gepflanzt worden, und Gott wartete genau auf den richtigen Zeitpunkt, um das Gute zu ernten und das Schlechte zu beseitigen. Genau wie die Paprika war mein Design gut, aber der Einfluss meiner Umgebung hatte dazu geführt, dass schlechte Dinge wuchsen. Seine Verzögerung war nur eine

Strategie zum Schutz des Guten, und das Gleiche gilt für die Befreiung. Es gibt einen Zeitpunkt für Erlösung und Befreiung. Gott kommt nie einen Tag zu früh oder zu spät.

Aber ich weiß, dass einige von euch vielleicht denken: „Wenn Gott Gott ist, warum kann er dann nicht einfach das Böse beseitigen, ohne das Gute auszurotten?" Das ist auch eine sehr gute Frage und sie bringt mich zu der zweiten Geschichte, die ich liebe und die Gottes Timing erklärt: Lazarus.

Lazarus war in der Bibel ein enger Freund Jesu. Eines Tages wurde Lazarus ernsthaft krank. Er war so krank, dass seine Schwestern, als er zu sterben begann, zu Jesus gingen und ihm sagten: „Dein Freund liegt im Sterben." Es heißt, dass Jesus, als er die Botschaft erhielt, noch zwei Tage dort blieb, wo er war. Während dieser Zeit starb Lazarus. Jesus ging nicht hin und heilte ihn. Kannst du dir für eine Minute vorstellen, dass deine Situation so schlimm war, dass du buchstäblich gestorben bist? So lange hat Jesus darauf gewartet, diesen Mann zu heilen. Aber der Grund, warum wir heute immer noch über Lazarus sprechen, ist, dass Gottes Verzögerung in seinem Leben ihm das unglaublichste spirituelle Erbe bescherte, das man sich vorstellen kann: Gottes Herrlichkeit und Bestimmung.

Als Jesus schließlich dort ankam, wo Lazarus begraben lag, erweckte er ihn am vierten Tag von den Toten, was alle möglichen Aufzeichnungen und Glaubenssysteme des damaligen jüdischen Volkes brach. Sie glaubten, dass es unmöglich sei, jemanden nach dem dritten Tag von den Toten zurückzubringen, weshalb Jesus es am vierten Tag tat. Jesus wusste, was sie dachten, und wartete darauf, Lazarus zu helfen, seinen engen Freund in eine größere, bessere Geschichte einzubeziehen. Es war dieser wundersame Moment, der dazu beitrug, Jesus in den Augen aller Menschen als den Messias zu etablieren, der kurz darauf auch zu seiner Kreuzigung, seinem Tod und seiner

Auferstehung führte, und Lazarus war der Mann, der ihm dabei half, dorthin zu gelangen.

Wenn du denkst: „Wow, Jesus hat Lazarus nur für seine eigenen Zwecke benutzt", solltest du wissen, dass es für Jesus nicht leicht war, ihn sterben zu lassen. Diese Geschichte enthält den kürzesten Vers der Bibel, der uns wissen lässt, dass Jesus über diese ganze Lazarus-Sache zutiefst traurig war. In Johannes 11,35 (NLB) heißt es: „Da weinte Jesus." So traurig Jesus auch war, als er mit ansehen musste, wie das alles unterging, so war er doch von einem größeren Ganzen motiviert und engagiert – unserer Erlösung – und er wählte Lazarus, seinen engen Freund, als den Mann, der ihm dabei half, sein Schicksal zu beschreiten.

Das Gleiche gilt für dich. Jede wahrgenommene Verzögerung in deiner Geschichte wird nur dazu dienen, tiefer in deiner Bestimmung zu leben und dich deinem Ziel näher zu bringen. Dein Wunder wird, wie das von Lazarus, alle möglichen Rekorde in deiner Familie und Gemeinschaft brechen. Es wird die Abstammungslinien von Krankheiten und Störungen durchbrechen und du wirst sagen können: „Ich war *die Person* in meiner Familie, die endlich frei wurde." Gott hat etwas so Mächtiges für dich, auch wenn es so aussieht, als würde es ewig dauern, bis dieser Tag kommt.

In Epheser 3,20 (NLB) heißt es: „Durch die mächtige Kraft, die in uns wirkt, kann Gott unendlich viel mehr tun, als wir je bitten oder auch nur hoffen würden." Er wird unendlich mehr erreichen als deinen größten Wunsch, deinen unglaublichsten Traum und deine kühnsten Vorstellungen zu übertreffen! Er wird sie alle übertreffen, denn seine wundersame Kraft versorgt dich ständig mit Energie. Welches Wunder auch immer Gott für dich bereithält, es wird alles übertreffen, was du dir vorstellen kannst. Nicht nur wird der Schmerz nachlassen, sondern wenn er verschwindet, wird dir eine ruhmreiche Geschichte hinterlassen sein, die du den kommenden Generationen erzählen kannst, und nichts von dem Guten, das Gott in dich gepflanzt hat, wird verloren gegangen sein.

Eine Anmerkung zum großen Glauben haben

„Aber Delfina, es hört sich so an, als ob du großen Glauben an diese Dinge hast. Was ist, wenn ich es nicht tue?" Ich frage mich oft, warum wir denken, wir seien qualifiziert, das Niveau unseres Glaubens einzuschätzen. Sollte Gott, der unseren Glauben erfordert, nicht derjenige sein, der entscheidet, ob es ausreicht? Und ist er nicht derjenige, der gesagt hat, dass man mit dem geringsten Glauben Berge versetzen kann? (Matthäus 17,20) Ich weiß, ich klinge wie jemand, der gesehen hat, wie Berge sich versetzen, und das habe ich auch, aber du musst bedenken, dass meine Geschichte nicht so begann. In meiner Geschichte geht es nicht um großen Glauben, sondern um große Verzweiflung. Ich habe mich nicht an Gott gewandt, weil ich wusste, dass er mich heilen würde. Ich wandte mich an Gott, weil es mein letzter Ausweg war, und dann fand ich heraus, dass er mich heilen konnte.

Der Glaube, den du heute hast, reicht aus, und dennoch sagt die Bibel, dass dein Glaube wachsen kann, weil Gott der Urheber und Vollender unseres Glaubens ist.

Wenn du das bist und möchtest, dass dein Glaube wächst, damit du dein Leben mit Gott ohne Schmerzen neu gestalten kannst, bete dies in deinem Herzen:

„Jesus, ich bitte dich, meinen Glauben zu stärken. Hilf mir, eine Zukunft ohne Schmerzen vorzustellen. Zeig mir, was du für mein Leben für mich geplant hast. Ich möchte wissen, dass es nicht zu spät ist, die Dinge zu tun, die mein Herz begehrt. Schicke mir eine Bestätigung. Schenke mir Visionen, Träume und Begegnungen mit Menschen, die mir kraftvoll deine Worte über meine Zukunft sagen. Ich möchte mit dir träumen, Herr. Hilf mir zu glauben!"

✦

Kapitel 7

Aktiviere deinen Geist &
Höre Gottes Stimme

Wahrscheinlich verspürst du seit Beginn der Lektüre dieses Buches eine Aufregung in deinem Geist. Das liegt daran, dass der Heilige Geist bei dir ist und bereit ist, dir neues Leben zu schenken und deinen Geist zu stärken. Dein Geist ist der Teil von dir, der über den physischen Bereich hinausgeht und sich mit Gott und himmlischen Dingen verbindet. Er unterscheidet sich von deiner Seele, die aus deinem Verstand, deinem Willen und deinen Emotionen besteht und mit irdischen, physischen Dingen verbunden ist. Die Unterscheidung zwischen beiden ist wichtig, und wenn du lernst, deinen Geist zu aktivieren, kannst du leichter unterscheiden, wer spricht: Deine Seele, dein Geist, Gott oder Dämonen.

Deine Seele und Geist

Wer du bist, besteht sowohl aus spirituellen als auch natürlichen Elementen. Wir sehen dies deutlich in Genesis 2,7 (NLB): „Da formte Gott, der Herr, aus der Erde den Menschen und blies ihm den Atem des Lebens in die Nase. So wurde der Mensch lebendig." Gott gab dem

Menschen eine Form aus Staub, einem natürlichen Element, und hauchte ihm dann Leben, ein spirituelles Element, ein. Das ist die schöne Harmonie von Gottes Design für uns als natürliche, spirituelle Lebewesen. Unsere Seele ist der natürliche, einzigartige, geschaffene Teil dessen, wer wir sind. Es erklärt unsere Gedanken, Gefühle und natürlichen Wünsche, die wir durch unsere Sinne und unsere Biologie erfahren. Unsere Seele hat ihre Wurzeln im natürlichen Bereich. Es ist unser erstes Himmels Selbst – der Ton, den Gott geformt hat. Unser Geist ist der spirituelle Teil von uns, der direkt aus dem Geist Gottes kommt. Es ist unsere Lebenskraft, Vitalität, Lebendigkeit, Energie, der Atem in uns und der Teil von uns, den wir nicht ganz beschreiben können. Es ist der Teil von uns, der uns mit Gottes Stimme, unserem Glauben und der himmlischen Atmosphäre verbindet und uns hilft, mit unserer Bestimmung verbunden zu bleiben. Wenn wir mit Gottes Geist verbunden sind, erfrischt uns sein Geist, erneuert uns und stellt uns geistig wieder her, sodass wir ein kraftvolles, übernatürliches Leben mit einer gesunden Seele führen können.

Die Hierarchie in dir

Aber wir leben in einer natürlichen Welt und es ist leicht, unser Leben von unserer Seele leiten zu lassen. Wenn wir nicht bewusst agieren, kann sich die interne Standardprogrammierung in uns nur auf die Bedürfnisse unserer Seele konzentrieren, also auf das, was wir denken, was wir fühlen und was wir uns wünschen. Aber vom Geist geleitet zu sein bedeutet, sich mit unserem Geist zu verbinden, der uns mit Gott und dem größeren Bild dessen verbindet, wer wir sein sollen, was uns hilft, Entscheidungen zu treffen, die unserem Ziel entsprechen. Oft stehen diese vom Geist getroffenen Entscheidungen im Widerspruch zu unserem natürlichen Verstand, unseren Instinkten und Emotionen. Unser Geist sagt vielleicht das eine und unsere Seele sagt das andere.

Vergebung ist ein gutes Beispiel für diesen inneren Konflikt. Wir wissen in unserem Geist, dass Vergebung eine wichtige spirituelle Praxis ist, aber unser Verstand, unser Instinkt und unsere Emotionen können manchmal ziemlich stark dagegen rebellieren. Ein weiteres Beispiel ist die Liebe. Unsere natürliche Seele opfert nicht besonders gerne, aber in unserem Geist wissen wir, dass Opfern eine der großartigsten Möglichkeiten sein kann, jemandem Liebe zu zeigen.

Und es gibt noch eine zusätzliche dritte und vierte Dimension der geistigen Führung, die als übernatürliches Phänomen geschieht, wenn wir unser Leben Gott übergeben. In unserer Hingabe tut Gott zwei Dinge für uns: Erstens schenkt er uns einen erneuerten Geist (Hesekiel 36,26) und zweitens schenkt er uns seinen Heiligen Geist, der in uns wohnt (Johannes 14,16-17). Beide Geister leben im Inneren des wiedergeborenen Gläubigen und verleihen unserer menschlichen Erfahrung Tiefe und Dimension.

Ich erzähle meinen New-Age-Freunden gerne, dass die Wiedergeburt wie eine Reinkarnation im selben Leben ist. Die Bibel sagt es in 2. Korinther 5,17 (NLB): „Das bedeutet aber, wer mit Christus lebt, wird ein neuer Mensch. Er ist nicht mehr derselbe, denn sein altes Leben ist vorbei. Ein neues Leben hat begonnen!" Ich erhielt meinen neuen Geist und ein neues Leben, als ich 2019 zu Gott schrie. Ich hatte seit meiner Kindheit an Gott geglaubt, aber das übernatürliche Phänomen der Wiedergeburt geschah erst, als ich mich ganz auf Gott einließ und meine Art und Weise, Dinge zu tun, ihm hingab. Als ich das tat, empfing ich einen neuen Geist und seinen Heiligen Geist, der in mir wohnte. Als wiedergeborener Gläubiger kann ich mit meinem neuen Geist, dem Geist Gottes und meiner Seele durch die Welt navigieren.

Meine Seele musste ihre natürliche Art des Denkens, Fühlens und Handelns jetzt an eine ganz andere Befehlskette in mir anpassen. Gottes Geist steht in meinem Leben an erster Stelle. Er beeinflusst und stärkt kraftvoll meinen eigenen Geist, der dann meine Seele lenkt und beeinflusst. Dies ist die Hierarchie in mir, und meine Seele reift schnell und ständig, während sie lernt, auf meine vom Geist geleiteten Gedanken, Gefühle und Impulse zu reagieren.

Das heißt jedoch nicht, dass unsere natürlichen Gedanken, Gefühle und Instinkte notwendigerweise schlecht oder gottlos sind. Gott liebt die Art und Weise, wie er uns erschaffen hat, und er liebt unsere Persönlichkeit, aber nur wenn wir mit der reichen, lebensspendenden Anleitung und dem Einfluss des Heiligen Geistes leben, können wir das wunderschöne Design für unser Leben wiederentdecken und voll und ganz in unsere Bestimmung treten.

Jesus spricht über dieses spirituelle Phänomen in Johannes 3,5-8 (NLB): „Jesus erwiderte: »Ich sage dir: Niemand kommt in das Reich Gottes, der nicht aus Wasser und Geist geboren wird. Menschen können nur menschliches Leben hervorbringen, der Heilige Geist jedoch schenkt neues Leben von Gott her. Darum wundere dich nicht, wenn ich sage, dass ihr von Neuem geboren werden müsst. Der Wind weht, wo er will. Du hörst ihn zwar, aber du kannst nicht sagen, woher er kommt oder wohin er geht. So kannst du auch nicht erklären, wie die Menschen aus dem Geist geboren werden.“

Sich von seinem Geist die Seele leiten zu lassen, kann eine unterhaltsame und kraftvolle Art sein, das Leben zu leben. Es handelt sich nicht um eine Persönlichkeitsveränderung; Es ist eine vertiefende, verbreitende, erweiternde und bereichernde Transformation, bei der du beginnen kannst, zu erfahren, wer du bist, und zwar über deinen natürlichen Verstand, Willen und deine Gefühle hinaus. Wenn du auf diese Weise lebst, bringst du deine Gedanken, Gefühle und Wünsche in Einklang, sodass du gemäß deinem wunderschönen Design und nach deiner Bestimmung leben kannst. Außerdem ist Gottes Geist besonders hilfreich bei der Unterscheidung zwischen den spirituellen Einflüssen, die du im Laufe des Tages im natürlichen und im spirituellen Bereich wahrnimmst.

Gottes Stimme hören und Geister erkennen

Unser Geist ist wie eine Antenne, die alle Arten von Frequenzen und Informationskanälen im Geister-Bereich auffängt. Wenn du Gott oder den Heiligen Geist nicht kennst, kannst du möglicherweise nicht sagen, ob das, was du hörst, hilfreich oder schädlich ist, weil der Feind es liebt, seine Stimme als Stimme der Vernunft und der Wahrheit zu tarnen. Aber Gottes Heiliger Geist in dir kann dir sofort sagen, welche Gedanken, Gefühle und Wünsche zum Leben und welche zum Tod führen.

Gottes Stimme zu hören ist keine übersinnliche Fähigkeit – es ist Teil deines spirituellen Design als Gläubiger. Jesus sagt in Johannes 8,47 (NLB): „Wer Gott zum Vater hat, der hört Gottes Worte. Dass ihr nicht darauf hört, zeigt, dass ihr nicht Gottes Kinder seid." Gott spricht zu seinem Volk durch Eindrücke, Gedanken, Gefühle, Zeichen und Wunder, Zufälle, Zahlen, Natur, Tiere und so weiter und so weiter. Der Vielfalt der Art und Weise, wie Gott zu seinem Volk spricht, sind keine Grenzen gesetzt. Er spricht auch mit jedem von uns auf eine für uns besondere und persönliche Weise, weil seine Beziehung zu uns für ihn etwas Besonderes und Persönliches ist. Gott ist nicht religiös, obwohl seine Werte stark und unveränderlich sind, und er ist tatsächlich viel barmherziger als wir zu uns selbst, weil er glaubt, dass wir mit seiner Hilfe wachsen und stärker werden können, und er ist immer bereit zu helfen.

Gott möchte, dass wir mehr darüber erfahren, wer er ist und wie er das Leben sieht. Deshalb hat er Jesus gesandt, um uns eine Menge über das Königreich und die Möglichkeiten der Heilung und Befreiung mit ihm zu lehren. Gott macht in der Aussage Jesu in Johannes 3,17 (NLB) wirklich deutlich, wie sehr er sich dafür einsetzt, dass sein Volk sein bestes Leben führt: „Gott sandte seinen Sohn nicht in die Welt, um sie zu verurteilen, sondern um sie durch seinen Sohn zu retten." Gott ist nicht daran interessiert, dich zu einem neuen Leben zu verdammen. Er hat sich dafür eingesetzt, dich zu retten, zu heilen und dir beizubringen, wie du dein übernatürliches, wiedergeborenes Leben mit Jesus leben kannst.

Der Feind hingegen ist nicht an unserem Wachstum, unserer Heilung oder Erlösung interessiert, und seine Stimme führt immer zu Angst und Hoffnungslosigkeit. Du weißt, dass du auf den Feind gehört hast, wenn du dich am Ende seltsam, festgefahren, schlecht, unsicher, verwirrt, verurteilt fühlst oder das Gefühl hast, nicht genug zu haben. Vieles, was der Feind sagt, ist logisch und weist auf Dinge hin, die in der natürlichen Welt Sinn ergeben. Deshalb können die Lügen des Feindes so glaubwürdig sein. Aber Gott ist sich wirklich im Klaren, dass wir eine überfließende Menge an Leben und Fülle haben, die uns zur Verfügung steht, wenn wir mit Jesus verbunden sind. Paulus schreibt in Philipper 4,19 (NLB) an die Gläubigen und sagt: „Und mein Gott wird euch aus seinem großen Reichtum, den wir in Christus Jesus haben, alles geben, was ihr braucht." Nach dem Reichtum und der Logik dieser Welt wäre meine Heilung nicht möglich gewesen. Aber meine Bedürfnisse wurden gemäß seinem Reichtum erfüllt, die in Jesus erfüllt wurden.

Gedanken gefangen nehmen und den Geist stärken

Mach dir keine Sorgen, wenn du auf den Feind gehört hast. In dem Moment, in dem Gott die Lügen aufdeckt, an die du geglaubt hast, wird seine mächtige Liebe diese zerbrochenen Bereiche überwältigen und der Heilige Geist wird deinen Geist mit der Wahrheit durchfluten. In 2. Korinther 3,16-17 (NLB) heißt es: „Doch wenn sich jemand dem Herrn zuwendet, wird der Schleier weggenommen. Der Herr aber ist der Geist, und wo immer der Geist des Herrn ist, ist Freiheit."

Sich als Gläubiger an den Herrn zu wenden, um die Wahrheit zu sehen, ist wie Luft zu atmen und Wasser zu trinken: Es ist lebenswichtig, um ein Leben in Freiheit zu führen. Die Bibel bezeichnet dies als die Erneuerung unseres Geistes und die Gefangennahme unserer Gedanken. Jedes Mal, wenn du Gedanken, Gefühle und Wünsche zu Gott bringst, wird er dir zeigen, ob sie von ihm, vom Feind oder von deiner natürlichen, fleischlichen Seele stammen, die manchmal neu ausgerichtet werden muss. Jeder Gläubige erbt die Macht, den Heiligen Geist rechtmäßig als übernatürlichen Lügendetektor und Lackmustest einzusetzen. Er ist derjenige, der uns hilft, unser übernatürliches Leben mit Gott auf eine sichere, ruhige, verteidigte und kraftvolle Weise aufzubauen.

Es erfordert Mut, ständig natürliche und dämonische Einflüsse herauszufordern, die sich als Vernunft oder Wahrheit ausgeben, insbesondere in der Welt, in der wir heute leben. Aber dies wird ein Ausgangspunkt für deine Befreiung und Transformation mit Gott sein. Im nächsten Kapitel lernst du alle möglichen bahnbrechenden Werkzeuge für deine Macht Begegnung kennen, bei denen der Heilige Geist beginnt, die Lügen, an die du geglaubt hast, aufzudecken und dich von diesen Vereinbarungen zu befreien. Gottes Geist wird deinen Geist und deine Seele über alle irdischen und dämonischen Beschränkungen hinausführen, die dich bisher in Knechtschaft gehalten haben, damit du mit ihm dein befreites Leben erleben kannst.

✦

Kapitel 8

Durchbruch Werkzeuge für deine Macht Begegnung

Die Durchbruch Werkzeuge in diesem Kapitel werden dir helfen, den Reichtum der Freiheit zu erschließen, die dir mit Jesus zur Verfügung stehen. Die Macht jedes dieser Durchbruch Werkzeuge liegt in ihm und nirgendwo sonst. Die Kraft liegt nicht in den Worten, die auf diesem Papier geschrieben sind, und sie liegt nicht im Ritual oder der Routine des Gebets. Die heilende Kraft ist Jesus selbst. Er wird dich heilen, indem er all das hartnäckige Unkraut ausreißt, das über den guten Samen in deinem Herzen gewachsen ist. Dann wird er dir die Wahrheit offenbaren, damit du erkennst, wer du wirklich bist, und in deine freie Zukunft eintreten kannst.

Du kommst zu deiner Befreiung keinen Tag zu spät. Du hast nicht verpasst, was Gott für dich bereithält. Er wird alles wieder gut machen, was du verloren hast, einschließlich der verlorenen Jahre deines Lebens. Der gleiche Mut und Glaube, der dich im Leben so weit gebracht hat, ist der Mut und derselbe Glaube, der dich jetzt zu Jesus führen wird, damit er dich heilen und alles wegnehmen kann, was dich belastet hat.

✦ DURCHBRUCH
WERKZEUGE FÜR DEINE

MACHT BEGEGNUNG MIT GOTT

LEITFADEN ZUR UNTERSCHEIDUNG

VERSTEHEN DER INFORMATIONEN, DIE DU ERHÄLTST

GEDANKEN GEFANGEN NEHMEN

GEDANKEN UND SPIRITUELLE EINFLÜSSE ANS KREUZ NAGELN

DÄMONISCHE GEISTER HINAUSWERFEN

WEGSCHICKEN VON SPIRITUELLEN EINFLÜSSEN, ATMOSPHÄREN UND ANGRIFFEN

STARKE EMOTIONEN INTERVIEWEN

STARKE EMOTIONEN UND EINFLÜSSE GEGEN GOTTES LIEBE AUSTAUSCHEN

EMOTIONEN LISTE

EINE LISTE MIT EMOTIONEN, DIE DIR HELFEN SOLL, HERAUSZUFINDEN, WAS DU IN DEINEM GEIST UND DEINER SEELE FÜHLST

VERGEBUNGS BEGEGNUNG

TÜREN DER DÄMONISCHEN QUAL SCHLIESSEN, INDEM MAN VERGEBUNG AUSSPRICHT

GENERATIONSFLÜ CHE BRECHEN

FAMILIENFLÜCHE AUFHEBEN UND GENERATIONEN SEGEN EINFORDERN

WORTFLÜCHE UND GELÜBDE BRECHEN

VEREINBARUNGEN MIT ALLGEMEINEN FLÜCHEN UND SPIRITUELLEN VERTRÄGEN BRECHEN

SEELENBINDUN GEN BRECHEN

DEN BALLAST VON SPIRITUELLEN UND NATÜRLICHEN BINDUNGEN LOSLASSEN

LEITFADEN ZUR UNTERSCHEIDUNG

1 gegenwärtige oder zukünftige Situationen
erreichen dich in Form von

Gefühlen   Wissen oder Denken   körperlichen
Empfindungen

2 Sprich mit dem Heiligen Geist.

„Heiliger Geist, was passiert?"

Verbindung mit Gott *

· Du spürst Gottes Geist, der sich auf alle möglichen schönen Arten manifestiert (z. B. Wunder, Zeichen und Erstaunen, Gänsehaut usw.)

· Du erlebst die Frucht des Geistes: Liebe, Freude, Frieden, Nachsicht, Freundlichkeit, Güte, Treue, Sanftmut und Selbstbeherrschung. (Galater 5:22-26)

· Dein Geist ist von Gedanken an den Himmel erfüllt: alles Gute, Edle, Richtige, Wahre Reinheit. (Philipper 4:8)

· Du hast eine Offenbarung, eine Vision oder eine Trance, in der Gott dir Dinge aus seiner Perspektive zeigt und du mit Ehrfurcht, Staunen und einer großen Überraschung zurückbleibst.
(*Diese Seite könnte die endlosen Möglichkeiten, wie Gott spricht, nicht erfassen.)

Du spürst spirituelle Dinge

· Du spürst eine spirituelle Atmosphäre
· Du greifst im Geiste die Dinge anderer auf
· Der Feind versucht, dich glauben zu lassen, dass du nicht befreit bist, indem er alte Dinge in deinem Geist, deinen Wünschen oder Gefühlen manifestieren lässt

Du spürst natürliche Dinge

· Du hast ein Bedürfnis oder eine Grenze und musst essen, sprechen, fragen, dich ausruhen, etwas tun usw.
· Gott berührt einen Schmerzpunkt oder Auslöser und es fühlt sich dämonisch an, aber in Wirklichkeit ist es Gott, der etwas aus dir herauszieht, um es zu heilen, was dazu führt, dass du Emotionen, Gedanken oder körperliche Empfindungen verspürst, die sich wie dämonische Angriffe anfühlen.

*(Diese Seite könnte die endlosen Möglichkeiten, wie Gott spricht, nicht erfassen.)

122

③ ## Frage den Heiligen Geist, was du tun sollst

„Heiliger Geist, was passiert?"

Als Reaktion auf einen dämonischen Angriff, höre darauf, was Gott dir sagt. Zu den Dingen, die ich tue, gehören Lobpreis machen, Beten, das laute Aussprechen von Bibelversen, das Einnehmen von Abendmahl, das Ausführen einer prophetischen Handlung, das Brechen von Vereinbarungen mit Lügen, das Hinauswerfen von Teufeln, das Tanzen, Singen, Kreativ werden und Lesen der Bibel. Manchmal lache ich einfach und setze meinen Tag fort, ohne dem Feind große Aufmerksamkeit zu schenken. Der Heilige Geist weiß, wie er dich durch jede Situation führen kann. Frage ihn, was du tun sollst.

Heilen mit Gott: Höre zu, was Gott dir sagt. Er könnte dich dazu bringen, eines dieser Werkzeuge für den Durchbruch zu nutzen:

· Vereinbarungen mit Lügen brechen
· Generationsflüche brechen
· Hinauswerfen von Geistern
· Seelenbindungen brechen
· Vergebungs Begegnung

(*Diese Werkzeuge werden auf den folgenden Seiten erläutert.)

Denke daran: Wenn der Heilige Geist bereit ist, dich von etwas zu befreien, kann die Hölle losbrechen. Du wirst nicht verrückt, wenn das passiert, es ist alles in Ordnung mit dir und du bist nicht allein. Behalte Jesus im Auge. Hör auf seine Stimme. Befolge die Anweisungen des Heiligen Geistes. Gott hat einen Plan, dich aus der Knechtschaft zu befreien, auch vor allem, wenn es so aussieht, als ob die Dinge erst schlimmer werden, bevor sie besser werden. Gott hat dich nicht verlassen. Bleib standhaft!

Eine Anmerkung zum endlosen Aufarbeiten: Wenn Gott anfängt, über etwas zu sprechen, dann deshalb, weil er bereit ist, dich sofort zu heilen. Die Heilung mit Gott dauert nicht ewig, und nachdem er dich geheilt hat, wird er mit dir nicht wieder in den Schmerz zurückgehen. Nachdem du deinen Schmerz mit Jesus verarbeitet hast und das Thema immer wieder zur Sprache gebracht wird, spricht wahrscheinlich nicht Gott. Der Feind liebt es, uns ständig dazu zu bringen, in unserem Schmerz und in unserer Vergangenheit „Dinge herauszufinden", während es bei der Befreiung eigentlich darum geht, aus unserer Vergangenheit und unserem Schmerz in eine befreite Gegenwart und Zukunft geführt zu werden. Wenn du das Gefühl hast, in einer Endlosschleife der Selbstbeobachtung, der Angst oder des „Heilungs- und Gefühls-Modus" festzustecken, frage den Heiligen Geist, was passiert. Möglicherweise ist es an der Zeit, den Geist des Traumas hinauszuwerfen.

GEDANKEN GEFANGEN NEHMEN

GEDANKEN UND SPIRITUELLE EINFLÜSSE ANS KREUZ NAGELN

1 – Wenn du spürst, dass du eine Lüge oder etwas vom Feind in deinem Geist aufgeschnappt hast, bitte den Heiligen Geist um Unterscheidung:

> **„Heiliger Geist, welche Lüge glaube ich?"**
>
> **„Heiliger Geist, was kommt gegen mich?"**
>
> **„Heiliger Geist, was ist die Wurzel dieses Gefühls, Gedankens oder Wunsches?"**

2 – Sobald du die Lügen und Geister identifiziert hast, die gegen dich vorgehen, übergib sie Jesus, indem du sagst:

> **„Ich nagele _____ ans Kreuz und breche alle Vereinbarungen, die ich damit gemacht habe."**

3 – Frage Jesus, welche Wahrheit er im Austausch für diese Lüge hat, und höre, was der Heilige Geist dir sagt:

> **„Jesus, welche Wahrheit willst du mir im Austausch dafür geben?"**

> „Er hat die Liste der Anklagen gegen uns gelöscht; er hat die Anklageschrift genommen und vernichtet, indem er sie ans Kreuz genagelt hat. Auf diese Weise hat Gott die Herrscher und Mächte dieser Welt entwaffnet. Er hat sie öffentlich bloßgestellt, indem er durch Christus am Kreuz über sie triumphiert hat."
> **Kolosser 2,14-15 (NLB)**

DÄMONISCHE GEISTER HINAUSWERFEN

WEGSCHICKEN VON SPIRITUELLEN EINFLÜSSEN, ATMOSPHÄREN UND ANGRIFFEN

Wenn du spürst, dass ein dämonischer Geist oder eine dämonische spirituelle Atmosphäre auf dich zukommt, kannst du in deiner Autorität in Jesus stehen und ihm befehlen, zu gehen, indem du sagst:

„Geist von _____ raus, in Jesu Namen!"

„Ich befehle dieser Atmosphäre, sich jetzt im Namen Jesu zu verändern."

Wenn du das Gefühl hast, mit dieser spirituellen Atmosphäre oder diesem dämonischen Geist in irgendeiner Weise einverstanden zu sein, breche die Vereinbarungen ab.

Wenn du einem starken Angriff ausgesetzt bist, der anhält, widerstehe ihm weiterhin und wende dich durch einen aktiven Ausdruck des Glaubens an Jesus, wie zum Beispiel:

- Bibel verse laut aussprechen
- Lobpreismusik einschalten und Gott mutig anbeten
- Abendmahl nehmen
- Prophetisch die Waffenrüstung Christi anlegen
- Oder, wenn der Heilige Geist sagt: Ignoriere den Feind radikal, dann ignoriere den Feind radikal!

> „Ich habe euch Vollmacht über den Feind gegeben; ihr könnt unter Schlangen und Skorpionen umhergehen und sie zertreten. Nichts und niemand wird euch etwas anhaben können."
> **Lukas 10,19 (NLB)**

STARKE EMOTIONEN INTERVIEWEN

STARKE EMOTIONEN UND EINFLÜSSE GEGEN GOTTES LIEBE AUSTAUSCHEN

1 - Frage den Heiligen Geist, welchen Vertrag du mit der starken Emotion oder dem spirituellen Einfluss geschlossen hast, den du in deinem Geist wahrnimmst. Bitte den Heiligen Geist, dir zu zeigen, welchen falschen Trost oder Nutzen er dir gebracht hat:

"**Heiliger Geist, was tut** ____Geist/Emotion____ **für mich?**"

2 - Höre zu, was der Heilige Geist zu sagen hat. Sobald du herausgefunden hast, was diese Emotion oder dieser spirituelle Einfluss bei dir bewirkt hat, gebe es an Jesus zurück und bitte ihn, es durch etwas Gutes und Himmlisches zu ersetzen:

"**Jesus, ich gebe dir** ____Geist/Emotion____ **und alles, was es für mich tut. Was hast du im Austausch für mich?**"

> „Wenn ich sitze oder wenn ich aufstehe, du weißt es. Du kennst alle meine Gedanken."
> **Psalm 139,2 (NLB)**

126

EMOTIONEN LISTE

EINE LISTE MIT EMOTIONEN, DIE DIR
HELFEN SOLL, HERAUSZUFINDEN,
WAS DU IN DEINEM GEIST UND
DEINER SEELE FÜHLST

WUT
Wütend
Verärgert
Irritiert
Frustriert
Zornig
Bitter
Nachtragend
Hartnäckig
Starr
Angespannt

FURCHT
Besorgt
Beunruhigt
Betroffen
Verängstigt
Scheu
Erschreckt
Alarmiert sein
Ängstlich
Haltlos
Nervös
Paranoid
Angst
Beständig
Unruhig
Unsicher
Auf der Hut
Eingefroren
Hektisch

TRAURIGKEIT
Traurig
Niedergeschlagen
Deprimiert
Hoffnungslos
Enttäuscht
Besiegt
Im Stich gelassen
Bedauernd
Verzweifelt
Falsch verstanden
Betrübt
Sehnsüchtig
Schwer
Langsam

ÜBERRASCHUNG
Überrascht
Schockiert
Ehrfürchtig
Überrumpelt
Nicht bereit

SCHAM
Beschämend
Verlegen
Unwürdig
Nichts Besonderes
Ungeliebt

SCHMERZ
Verletzt
Zerquetscht
Einsam
Verraten
Müde
In Schmerz sein
Gebrochen
Getrennt
Gebrochenes Herz
Abgelehnt
Unerwünscht
Wehleiden
Gequält

DER EKEL
Angeekelt
Abgestoßen von
Beleidigt
Abscheu
Desinteressiert

SCHULD
Schuldig
Schlecht
Verurteilt
Beschuldigt
Schuld daran
Verurteilt
Reumütig

VERGNÜGEN/FREUDE
Glücklich
Froh
Aufgeregt
Interessiert
Angezogen
Genießen
Vorwegnehmen
Gespannt
Erfüllt
Verstanden
In Verbindung gebracht
Akzeptiert
Würdig
Friedlich
Entspannt
Erwartungsvoll
Hoffnungsvoll
Stolz
Strahlend
Gesehen
Geliebt
Liebend
Energiegeladen
Zuversichtlich
Bereit
Gewillt
Vertrauensvoll
Stark
Frei

VERGEBUNGS BEGEGNUNG

✦

TÜREN DER DÄMONISCHEN QUAL SCHLIESSEN, INDEM MAN VERGEBUNG AUSSPRICHT

Bitte den Heiligen Geist, dir zu zeigen, wem du Vergebung zusprechen sollst, und gehe dann durch diese Vergebungs Begegnung:

1 - Stelle dir vor, wie Jesus vor dir neben der Person steht, der du vergibst. Gebe Jesus jede starke Emotion, die in dir hochkommt, indem sagst:

„Jesus, mir geht es _____. Du musst mir Komfort geben."

2 - Verzeihe der Person direkt für alles, was sie getan hat, um dich zu verletzen, etwa so:

„_____ Ich vergebe dir _____."
(Name der Person)

3 - Gehe tiefer. Bitte den Heiligen Geist, dir die Konsequenzen dessen zu zeigen, was diese Person getan hat. Hierzu zählen alle körperlichen, emotionalen, mentalen und spirituellen Verletzungen, die dir diese Person zugefügt hat. Gib ihnen Vergebung für jedes einzelne dieser Dinge:

„Ich verzeihe dir, dass du mich dazu gebracht hast, die Dinge zu fühlen/denken/handeln."

4 - Gib diese Person zurück zu Jesus. Bitte Jesus, die Person zu segnen, und bitte Jesus dann, jede Tür der Qual zu schließen:

„Jesus, ich entscheide mich, _____ zu vergeben und ich gebe sie zurück zu dir. Ich bitte darum, _____ mit _____zu segnen. (Name der Person) **Bitte schließe alle Türen der Qual, die ich mit meiner Unversöhnlichkeit geöffnet** (Name der Person) **habe.**

VERGEBUNGS BEGEGNUNG

Beispiel für die Vergebungs Begegnung:

„Papa, ich verzeihe dir, dass du mich geschlagen hast und am ganzen Körper blaue Flecken hinterlassen hast. Ich vergebe dir die Schande, die mir das bereitet hat, als ich zur Schule musste und meine Freunde danach gefragt haben. Ich vergebe dir, dass du mir die Tür zu Angst geöffnet hast, jedes Mal, wenn ich zu Hause war. Ich vergebe dir, wie deine Handlungen die Art und Weise geprägt haben, wie ich Männer und Menschen mit Autorität sehe. Ich vergebe dir, dass du den Schmerz, den du mir verursacht hast, geleugnet hast und dass du es nicht bereut hast. Ich vergebe dir, dass du mich so wütend gemacht hast und dafür, dass du so viel Ärger in mein Leben und alle meine Beziehungen gebracht hast. Ich vergebe dir, dass du mir beigebracht hast, dass Gewalt in Ordnung ist, und dafür, dass ich dadurch in meinem Leben so viel Ärger bekommen habe. Ich vergebe dir, dass du ein schrecklicher Vater bist und mich dazu gebracht hast, mich wertlos und gebrochen zu fühlen.

„Jesus, ich gebe dir meinen Vater zurück und allen Schmerz und all das Leid, das er mir zugefügt hat, ich gebe ihn jetzt dir zurück. Ich bitte dich, jede Tür der Qual zu schließen, die ich geöffnet habe, indem ich an dieser Bitterkeit und diesem Schmerz festgehalten habe." Ich entscheide mich, meinem Vater zu vergeben, und gebe ihn jetzt an dich zurück, Jesus. Ich bitte darum, dass du meinen Vater segnest, damit er Hilfe findet und dir begegnet."

Du kannst dieses Werkzeug erneut so oft nutzen, wie der Heilige Geist dich dazu auffordert, es bei verschiedenen Menschen in deinem Leben zu tun. Du kannst jedem vergeben, auch den Menschen, die nicht mehr in deinem Leben sind und die nicht mehr leben. Das Gebet ist zwischen dir und Gott.

> „Doch wenn ihr betet, dann vergebt zuerst allen, gegen die ihr einen Groll hegt,
> damit euer Vater im Himmel euch eure Sünden auch vergeben kann."
> **Markus 11,25 (NLB)**

129

GENERATIONSFLÜ CHE BRECHEN

FAMILIENFLÜCHE AUFHEBEN
UND GENERATIONEN SEGEN
EINFORDERN

Sobald der Heilige Geist dir dabei geholfen hat, herauszufinden, welche Familienflüche er brechen möchte, sprich dieses Gebet:

„Jesus, ich bitte dich in deinem Namen, die Macht von _____ zu brechen, die sich in meiner Familie als Generation Fluch manifestiert hat. Ich bitte dich, alle verfluchten Gewohnheiten und Muster, die aus diesem generationsübergreifenden Fluch hervorgegangen sind, durch einen übernatürlichen generationsübergreifenden Segen durch die Kraft deines Kreuzes zu ersetzen. Herr, welche Generationen Segnungen hast du als Gegenleistung für diesen Fluch?"

Hör, was Jesus für deine Familie als Gegenleistung für diese Flüche hat.

> „Ich werde dich reich segnen. Ich werde dir viele Nachkommen schenken. Sie sollen zahllos sein wie die Sterne am Himmel und wie der Sand am Ufer des Meeres. Sie werden ihre Feinde besiegen."
> **Genesis 22,17 (NLB)**

WORTFLÜCHE
UND GELÜBDE
BRECHEN

VEREINBARUNGEN MIT ALLGEMEINEN FLÜCHEN UND SPIRITUELLEN VERTRÄGEN BRECHEN

1 - Bitte den Heiligen Geist, dir den Wort Fluch zu zeigen, den er aus deinem Leben brechen möchte. Dann bete:

> „In Jesu Namen breche ich alle Vereinbarungen, die ich mit dem Wort „Fluch" getroffen habe. Ich bitte dich, Jesus, die dämonische Kraft dieser Worte aus meinem Leben, aus meinen Gedanken, aus meinen Gefühlen, aus meinen Wünschen und Verhaltensweisen zu verbannen. Herr, beschütze meinen Geist, damit ich mich nie wieder mit diesem Wort „Fluch" begnüge."

2 – Frage Jesus, ob du als Reaktion auf das Wort „Fluch" Gelübde abgelegt hast, und breche dann Vereinbarungen mit ihnen:

> „Heiliger Geist, gibt es Gelübde, die ich als Reaktion auf diesen Wort Fluch abgelegt habe?"
>
> „In Jesu Namen breche ich alle Vereinbarungen, die ich mit diesem Gelübde getroffen habe. Jesus, breche die Macht dieses Gelübdes in meinem Leben."

3 – Dann frage Jesus, welche Wahrheit er dir im Austausch für diese Lüge geben möchte:

> „Jesus, was ist die Wahrheit, wie du mich siehst?"

Du kannst die Worte, die Jesus zu dir spricht, verwenden, um kraftvolle Aussagen über sich selbst zu machen, wann immer der Feind oder jemand anderes in Zukunft versucht, dir diese Worte Flüche und Lügen zuzusprechen.

> „Doch keine Waffe, die gegen dich geschmiedet wird, wird erfolgreich sein. Und wer dich vor Gericht verklagt, den wirst du widerlegen. Alle diese Dinge werden den Dienern des HERRN zugutekommen; von mir wird ihre Rechtfertigung ausgehen. Ich, der Herr, gebe darauf mein Wort!"
> **Jesaja 54,17 (NLB)**

SEELENBINDUNG EN BRECHEN

DEN BALLAST VON SPIRITUELLEN UND NATÜRLICHEN BINDUNGEN LOSLASSEN

Bitte den Heiligen Geist, dir zu zeigen, wo du gottlose Seelenbindungen zu einer Person, einem Ort, einer Sache oder einer Substanz geknüpft hast. Dann bete dieses Gebet:

„Im Namen Jesu bitte ich dich, Gott, jede gottlose Seelenverbindung, die ich mit _____ geschlossen habe, zu lösen.

Ich bete, dass du allen gottlosen Austausch, den ich mit _____ gemacht habe, entfernst. Nimm alles Ungöttliche von mir, das ich von ihnen erhalten habe, und ich bete, dass du alles Ungöttliche von ihnen entfernst, das ich ihnen gegeben habe. Ich bitte dich, deine heilenden Worte des Friedens und des Trostes in meine Seele und meinen Geist zu sprechen, um den Ort zu füllen, an dem diese gottlose Seelenverbindung existierte. Gott, was ist die Wahrheit, die du mir über diese Beziehung sagen möchtest?

Höre auf die Wahrheit, die Gott über die Beziehung für dich bereithält.

> „Das Wort Gottes ist lebendig und wirksam. Es ist schärfer als das schärfste Schwert und durchdringt unsere innersten Gedanken und Wünsche. Es deckt auf, wer wir wirklich sind, und macht unser Herz vor Gott offenbar. Nichts in der ganzen Schöpfung ist vor ihm verborgen. Alles ist nackt und bloß vor den Augen Gottes, dem wir für alles Rechenschaft ablegen müssen."
> **Hebräer 4,12-13 (NLB)**

Vergebung und das Schließen der Türen der Qual

Vergebung ist nicht nur ein grundlegendes christliches Prinzip oder das „Richtige" zu tun; Es ist eine mächtige Kriegswaffe, die der dämonischen Qual Türen verschließt. Mein Lieblings Gleichnis in der Bibel über Vergebung ist die Geschichte, die Jesus vom unbarmherzigen Diener erzählt. Es verdeutlicht sehr klar die Beziehung zwischen Vergebung und Qual und wie wir, selbst nachdem wir Gnade von Gott erhalten haben, immer noch den Schritt tun müssen, anderen die Freiheit, Gnade und Vergebung zuzusprechen, die wir von Jesus frei empfangen haben. Schaue dir diese Geschichte an:

Jesus sagt in Matthäus 18,23-35 (NLB): „Deshalb kann man das Himmelreich mit einem König vergleichen, der beschlossen hatte, mit seinen Bediensteten, die von ihm Geld geliehen hatten, abzurechnen. Unter ihnen war auch einer, der ihm sehr viel Geld schuldete. Da er nicht bezahlen konnte, befahl der König das Folgende: Er, seine Frau, seine Kinder und alles, was er besaß, sollten verkauft werden, um damit seine Schuld zu begleichen. Doch der Mann fiel vor ihm nieder und bat ihn: Herr, hab doch Geduld mit mir, ich werde auch alles bezahlen. Da hatte der König Mitleid mit ihm, ließ ihn frei und erließ ihm seine Schulden. Doch sobald der Mann frei war, ging er zu einem anderen Diener, der ihm eine kleine Summe schuldete, packte ihn am Kragen und verlangte, dass er auf der Stelle alles bezahlen sollte. Der Diener fiel vor ihm nieder und bat ihn um einen kurzen Aufschub: Hab doch Geduld mit mir, ich werde auch alles bezahlen. Doch der Mann war nicht bereit zu warten. Er ließ ihn verhaften und einsperren, so lange, bis dieser seine ganze Schuld bezahlt hätte. Als die anderen Diener das sahen, waren sie empört. Sie gingen zum König und erzählten ihm, was vorgefallen war. Da ließ der König den Mann rufen, dem er zuvor seine Schulden erlassen hatte, und sagte zu ihm: Du herzloser Diener! Ich habe dir deine großen Schulden erlassen, weil du mich darum gebeten hast. Müsstest du da nicht auch mit diesem Diener Mitleid haben, so wie ich Mitleid mit dir hatte? Der König war so zornig, dass er den Mann ins Gefängnis werfen ließ, bis er seine Schulden bis auf den letzten Cent bezahlt hatte. Genauso wird mein Vater im Himmel mit euch verfahren, wenn ihr euch weigert, euren Brüdern und Schwestern zu vergeben."

Jesus macht es deutlich: Wir sollen die gleiche Vergebung an andere weitergeben, die wir freigiebig von ihm erhalten haben. Andernfalls werden wir der Qual ausgesetzt sein, bis wir Gott die Schuld, die wir ihm schulden, zurückzahlen können. Im Wesentlichen hat die Qual, die wir durchmachen, wenn wir jemandem nicht vergeben haben, nichts mit demjenigen selbst zu tun, sondern vielmehr mit dem, was wir Gott schulden würden. Genau wie der Diener in der Geschichte, der Gnade vom König erhielt, haben auch wir Gnade vom König erhalten, und wenn wir uns nicht umdrehen und die gleiche Vergebung an andere weitergeben, egal, was sie uns angetan haben oder was auch immer sie uns schulden, öffnen wir der dämonischen Qual Tür und Tor. Der Heilige Geist weiß genau, wer die Menschen in deinem Leben sind, denen du vergeben musst, und was du ihnen vergeben musst. Er wird dich bei dieser Vergebungs Begegnung begleiten.

Das Vergebung Begegnungs Werkzeug hilft dir von Herzen zu vergeben. Es geht über ein einfaches „Ich verzeihe dem und dem, dass er mich verletzt hat" hinaus. Es hilft dir, Vergebung für den Schmerz auszudrücken, den du wegen dieser Person geistig, emotional, körperlich und spirituell erlitten hast, und dann hilft es dir, die Person wieder an Jesus zu übergeben, sodass du sie in deinem Herzen nicht für das verantwortlich machst, was sie dir angetan hat. Wenn du wie ich große Schmerzen durchgemacht hast, musst du wahrscheinlich viel Zeit damit verbringen, mit dem Heiligen Geist zu vergeben. Es lohnt sich, mit dem Heiligen Geist zusammenzusitzen, um jedem zu vergeben, der dich verletzt hat, sodass sich in deinem Leben jede Tür zur Qual schließt.

Du kannst dir wahrscheinlich bereits vorstellen, wie viel emotionales Gewicht im natürlichen Bereich von dir abfällt, wenn du die Unversöhnlichkeit loslässt. Aber du wirst vielleicht schockiert sein, wenn du feststellst, wie viele scheinbar unabhängige Bereiche deines Lebens von neuer Freiheit geprägt sind, wenn die dämonische Unterdrückung, die mit dieser Vergebung verbunden ist, aufgehoben ist.

Generationsflüche brechen

Generationsflüche sind spirituelle Flüche, die über unsere Familien an uns weitergegeben werden. Generationsflüche schaffen Muster, die Familien im gesamten Stammbaum in dämonische Vereinbarungen des Mangels einsperren. Sie manifestieren sich in physischer Form als Abstammungs Bedingte Krankheiten, Störungen, Beziehungs Missbrauch Muster, ungesunde persönliche Gewohnheiten, Armut und allgemeines „Pech". Diese Flüche werden im Geiste weitergegeben, aber im Natürlichen durch die Gewohnheiten, Einstellungen, Überzeugungen und Verhaltensweisen, mit denen unsere Eltern uns erzogen haben, verstärkt, insofern sie sich nicht von ihnen befreit haben.

Für manche Familien können Generationsflüche zur vertrauten Lebensweise werden, und mit der Zeit wirst du sie sagen hören: „Das ist einfach die Art und Weise, wie wir die Dinge hier machen." "So haben wir es immer gemacht und so wird es auch immer sein." Es wird noch intensiver, wenn man darüber nachdenkt, wie Familien dazu neigen, sich mit ähnlichen Familien zu verbinden, was dann eine Kultur und Gemeinschaft schafft, die dämonische Festungen stärkt. Dann geht die Lüge von der Aussage „So ist es in meiner Familie" zu „So ist das Leben im Allgemeinen" über. Aber diese Prägungen von dämonischen Gewohnheiten, Einstellungen, Überzeugungen und Verhaltensweisen, deiner Familienlinie, haben nichts mit Gottes Plan für dich oder deine nachfolgenden Generationen zu tun. Jesus kann die Flüche der Generationen genauso leicht brechen, wie er die Toten auferwecken kann. Und die Chancen stehen gut, dass du, wenn du dieses Buch liest, der glückliche Fluchbrecher in deiner Familie bist.

Wenn du Gottes Geist empfängst und beginnst, dein neues, vom Geist geleitetes Leben zu leben, wirst du in die Familie Gottes aufgenommen, die mit einem neuen Erbe einhergeht. In Römer 8,14-15 (NLB) heißt es: „Denn alle, die vom Geist Gottes bestimmt werden, sind Kinder Gottes. Deshalb verhaltet euch nicht wie ängstliche Sklaven. Wir sind doch Kinder Gottes geworden und dürfen ihn "Abba, Vater" rufen."

Aus dieser Perspektive gehörst du nicht länger zu einer zerbrochenen, verfluchten Familienlinie im Natürlichen, in der du durch die Bedingungen, in die du hineingeboren wurdest, versklavt wurdest. Stattdessen wurdest du in eine neue Familie, eine königliche Familie, adoptiert, und die Autorität, die Gott dir als sein Kind gibt, ist dein spiritueller Ausweis aus jeder dämonischen Zuteilung und jedem Fluch, der deiner natürlichen Familienlinie, Kultur, ethnischen Zugehörigkeit, Nachbarschaft, Stadt, deinem Land zugewiesen ist und so weiter und so fort. Das bedeutet nicht, dass du diese Menschengruppen oder Orte physisch zurücklassen musst – es bedeutet vielmehr, dass du spirituelle Immunität gegenüber ihren Systemen hast und den Stürmen, die gegen dich wettern, unerschütterlich standhalten kannst. Als Botschafter eines anderen Königreichs und einer königlichen Familie kannst du ein Licht für sie in ihrer Dunkelheit und ein gutes Beispiel dafür sein, was mit der Liebe und Kraft Jesu möglich ist.

Und nicht nur das: Wenn Gott dein Leben erlöst, bringt er dir ebenfalls die Generationen Segnungen, die dir und deiner Familie zugeteilt wurden. Bei Gottes Befreiung geht es nie nur darum, die Vergangenheit zu heilen; Es geht darum, seine Menschen wieder in eine goldene, unerschütterliche Zukunft zu führen, die auf seinem Segen und seiner Herrlichkeit aufbaut. Gottes umfassender Generationen Segen übersteigt die vorhersehbaren, sich wiederholenden und einfallslosen Generationsflüche des Feindes bei weitem. Du bist ein Fluchbrecher und kannst Gottes himmlisches Design für deine Familie etablieren und neue Traditionen, neue Wege und eine glänzende neue Zukunft für dich selbst und die kommenden Generationen schaffen.

Wortflüche und Gelübde brechen

Wortflüche und Gelübde entstehen aus Lügen, die Menschen über dich ausgesprochen haben und die du entweder geglaubt oder abgelehnt hast. Wenn du einer Lüge glaubst, die jemand über dich sagt, verstärkst du ihre dämonische Funktion und sie wird zu einem Wort Fluch. Wenn du eine über dich ausgesprochene Lüge aus eigener Kraft zurückweist oder abwehrst, schaffst du im Geiste außerhalb des Schutzes Gottes ein Gelübde oder einen Vertrag, durch den der Feind dich angreifen kann.

Ein Beispiel für einen Wortfluch wäre, als Kind zu hören: „Du bist so dumm." Du wirst nie etwas Besonderes sein oder etwas richtig machen." Wenn du als Kind an die Lüge geglaubt hast, hast du dich mit einem dämonischen Fluch zusammengetan, der dem Feind die Erlaubnis gegeben hat, diesen Fluch zu deiner Realität werden zu lassen. Vielleicht hattest du Mitschüler und Lehrer, die diesen Wort Fluch immer und immer wieder wiederholt haben. Als Reaktion auf diesen Wort Fluch hast du dir später vielleicht gesagt: „Ich werde nie so sein wie sie." Ich werde ihnen zeigen, dass ich jemand Besonderes bin, der Großes leisten kann. Ich bin nicht dumm." So wird aus einem Wort Fluch ein Gelübde, das ein weiterer spiritueller Vertrag ist.

Gelübde werden aus Selbstschutz, Eigenständigkeit und Stolz abgelegt. Sie geben uns das Gefühl, stark und unbezwingbar zu sein, sodass wir den erdrückenden Schmerz des Wortes Fluchs vermeiden können. Sogar ein winziges leises „Nein, das bin ich nicht" kann sich mit der Zeit in ein Gelübde verwandeln, wenn du das Gefühl hast, es beweisen zu müssen, befähigt es die dämonischen Attacken dazu, sicherzustellen, dass du es niemals erreichen wirst.

Der Weg, die Macht der Wort Flüche und Gelübde zu brechen, die in deinem Leben wirken, besteht darin, zu Jesus zu kommen und ihn zu bitten, sie zu brechen. Im nächsten Tool findest du ein Gebet dafür, dass du genau solche dämonischen Attacken in deinem Leben brichst, und du lernst einen neuen Weg kennen, mit Wort Flüchen umzugehen, damit du in Zukunft keine Gelübde ablegen musst.

Seelenbindungen brechen

Bindungen sind Verträge, die darauf abzielen, dauerhafte Verbindungen zwischen uns und etwas anderem herzustellen. Unser Geist, unser Körper und unsere Emotionen sind darauf ausgelegt, physiologische und chemische Verbindungen zu schaffen, die uns mit Menschen, Dingen, Orten, Erfahrungen usw. verbinden oder uns von ihnen abstoßen. Das Gleiche gilt für unseren Geist. Wir knüpfen ständig spirituelle Verbindungen. Wenn wir mit dem Heiligen Geist Entscheidungen treffen, die im Einklang mit Gottes Plan für unser Leben stehen, knüpfen wir geistliche Bindungen, die gute Früchte tragen. Gott führt uns immer in die Freiheit. Wenn wir andererseits Entscheidungen treffen, die außerhalb Gottes Plan für unser Leben liegen, knüpfen wir spirituelle Bindungen, die durch den Feind verstärkt werden, die niemals gute Früchte tragen und immer zur Knechtschaft führen.

Ich hatte lange versucht, mich selbst in der Welt zu finden, mich mit Sexualpartnern, Drogen, Alkohol zu trösten und mich aus eigener Kraft zu schützen, indem ich hart, wütend und manchmal gewalttätig war. Die Befreiung von all meinen Schmerzen gab mir die Möglichkeit, diesen falschen Komfort als das zu betrachten, was er war: Knechtschaft. Nachdem ich frei geworden bin, hatte ich nie wieder ein Verlangen nach ihm. Dennoch musste ich bewusst die spirituellen Verbindungen, die ich mit ihm geknüpft hatte, brechen.

Ich habe mir die Zeit genommen, jede gottlose Seelenbindung zu lösen, die ich mit jedem einzelnen Sexualpartner geknüpft hatte, jeder Person, die ich jemals geküsst habe, und jedem, in den ich jemals verknallt war. Dann brach ich die gottlosen Seelenbindungen zu Freunden und Familienmitgliedern ab, die Teil meines falschen Komforts Unterstützungssystems gewesen waren. Außerdem löste ich mit Wein und Marihuana gottlose Seelenbindungen, da ich wusste, dass ich spirituell mit diesen beiden Substanzen verbunden war. Ich habe die gottlose Seelenbindung zu meiner Heimatstadt Manhattan Beach gebrochen. Ich habe gottlose Seelenbindungen mit starken Emotionen und Verhaltensweisen wie Wut, Zorn und Gewalt abgebrochen, da ich wusste, dass ich spirituell mit der Kraft und Sicherheit verbunden war, die sie mir gaben.

Ich verwende das Wort "gottlos", um die Seelenbindungen zu beschreiben, weil nicht alle spirituellen Bindungen, die ich geknüpft habe, gottlos waren. Einige dieser Bindungen, die wir eingehen, sind gut, auch wenn die Situationen schlecht waren. Der Heilige Geist weiß genau, wie er dein Leben reinigt und welche gottlosen Seelenbindungen er brechen muss. Der Heilige Geist könnte dich dazu bringen, eine gottlose Seelenbindung zu einem Familienmitglied zu lösen, aber das bedeutet nicht, dass du die ganze Beziehung aufgibst. Es bedeutet lediglich, dass du den gottlosen geistlichen Ballast aufräumst, der entstanden ist, als du auf eine weniger göttliche Art und Weise mit dieser Person in Kontakt gekommen bist. Dann wirst du dich leichter und freier fühlen, wenn dieser spirituelle Ballast dein Leben verlässt. Ich erlebte eine Veränderung in jedem Bereich, in dem ich eine gottlose Seelenbindung brach, aber die bedeutendste Veränderung war, dass nicht mehr zufällige Gedanken an frühere Sexualpartner in meinem Kopf auftauchen, und überraschenderweise erlebte ich eine Veränderung in meiner Singstimme, welche viel stärker und klarer wurde.

Einforderung deines Wendepunktes

———

Wenn du anfängst, die Werkzeuge zu nutzen und deine Autorität in Jesus immer umfassender wahrzunehmen, wirst du immer mehr von Gottes Freiheit spüren. Abgesehen von dieser Freiheit können die Dinge in deinem Leben auch völlig verrückt spielen, wenn diese hartnäckigen, lebenslangen Dämonen ihren letzten Kampf aufnehmen. Hoffentlich kannst du jetzt verstehen, was ich dir am Anfang dieses Buches gesagt habe, dass Befreiung nichts mit deiner Vergangenheit, sondern nur mit deiner Zukunft zu tun hat. Wenn du dein befreites Leben in den Griff bekommst, wirst du erkennen, dass die Dämonen aus deiner Vergangenheit von Anfang an kein Interesse an deiner Vergangenheit hatten, sondern dass sie speziell dazu entworfen wurden, dich davon abzuhalten, in eine mächtige Zukunft einzutreten.

Dies ist die Ruhe vor dem Sturm, in dem der Heilige Geist mit dir unterwegs ist. Er ist derjenige, der verschiedene Orte in deiner Seele und deinem Geist berührt, um die dämonischen Festungen, die in dir eingeschlossen sind, aufzurütteln und aus ihrem Ruhezustand zu wecken. Du musst nicht alles aufschreiben oder versuchen, mit allem Schritt zu halten, was der Heilige Geist aus deinem Inneren freisetzt. Du kannst einfach zusehen, wie Gedanken, Gefühle und Empfindungen von dir entfernt werden. Der Heilige Geist ist bemerkenswert in der Lage, deine Schmerzpunkte und Auslöser zu heilen, und zwar auf eine Weise, die nicht dazu führt, dass du ein Trauma erneut erleben oder es immer wieder verarbeiten musst.

Nur der Gläubige hat Zugang zu dieser Art der Heilung. Trauma sagt: „Verarbeite es weiter. Fühle es weiter. Grabe weiter. Du kannst das herausfinden." Aber der Heilige Geist sagt: „Lass uns diesen ganzen Müll loswerden, damit du über Dinge nachdenken kannst, die wirklich wichtig sind." Die einzigen Gespräche, die es wert sind, über deine Vergangenheit zu führen, sind die Gespräche, die der Heilige Geist mit dir führen möchte und in denen er dir Dinge aus seiner Perspektive zeigt. Lass es nicht zu, dass der Feind dich davon abhält, voranzukommen und deinen Schmerz zu überwinden, indem du dir Sorgen darüber machst, dass die Dämonen herauskommen. Dies ist dein Wendepunkt in die Freiheit. Fordere es im Namen Jesu ein!

Ich erinnere mich an den Morgen, als ich aufwachte und keine PTBS mehr hatte. Es war mein „Nichts stört mich"-Moment. Ich war so frei, dass ich nicht einmal merkte, dass ich unter Bedingungen eingeschlafen war, die mich sonst in den Wahnsinn getrieben hätten. Dann bin ich sogar in einem Auditorium voll mit tausenden Menschen eingeschlafen, was mir mit den Trauma-Symptomen, die ich einmal hatte, nie möglich gewesen wäre. Das war mein Moment, als ich wusste, dass ich von innen heraus verändert war. Von diesem Tag an lebte ich mit der Überzeugung in meinem Herzen, meinem Verstand und meiner Seele, dass ich völlig frei war. Alles, was ich in Zukunft tat, kam aus diesem inneren Wissen und es hat mir geholfen, mein Leben auf dem Wunder aufzubauen, das Gott mir gegeben hat. Das war für mich von entscheidender Bedeutung, und es wird für dich in deinem Leben von entscheidender Bedeutung sein zu wissen, dass das, was du von Gott erhalten hast, nicht ungeschehen gemacht werden kann.

Gott hat großes Vertrauen in die Arbeit, die er in dir geleistet hat, und du kannst darauf vertrauen. Schaue dir an, was er in Jesaja 43,12-13 (NLB) sagt: „Ich habe es selbst verkündigt und es euch wissen lassen. Dies kann man von dem fremden Gott, den ihr bei euch habt, nicht behaupten. Ihr seid meine Zeugen, dass ich der einzige Gott bin«, spricht der Herr. Das bin ich auch weiterhin. Keiner kann aus meiner Hand entkommen. Ich wirke und niemand kann mich hindern..“ Es ist wichtig, dass du weißt, was Gott über deine Freiheit denkt, denn von Zeit zu Zeit wird der Feind mit dämonischen Angriffen auftauchen, die darauf abzielen, dich davon zu überzeugen, dass du nicht frei bist. Dann musst du standhaft bleiben.

Ich kann dir nicht sagen, wie oft der Feind versucht hat, mir glauben zu machen, dass ich nicht frei von Zwangsstörungen, Traumata oder der Schwellung in meinem Gesicht bin, obwohl die Wahrheit ist, dass ich zu 100 % befreit und geheilt bin. Wann immer du diese dämonischen Einflüsse bemerkst, die nicht mit dem übereinstimmen, was Gott sagt, bleibe standhaft in der Freiheit und nutze Gottes Wahrheit, um deinen Standpunkt zu verteidigen. Gottes Schwert der Wahrheit ist deine größte Verteidigung, wenn es darum geht, in der Freiheit standhaft zu bleiben.

Aussprechen der Wahrheit

Wenn du angegriffen wirst, musst du deinen Mund öffnen und laut die Wahrheit über dein Leben aussprechen. Die Wahrheit des Wort Gottes schneidet den Feind, wie ein heißes Messer durch Butter, ab. Mache dir keine Sorgen, wenn es nicht perfekt aussieht, klingt oder sich nicht perfekt anfühlt. Mache einfach weiter, bis sich die Atmosphäre um dich herum und in deinem Inneren verändert. Der Heilige Geist wird dich dazu bringen, zu wissen, was du sagen sollst. Hier sind einige meiner Lieblingsverse, die ich in Momenten wie diesen verkünde:

Deklaration: Der in mir ist (Gott) ist größer als der (Teufel), der in der Welt ist.

Bibelvers: 1. Johannes 4,4 (NLB) "Ihr aber gehört zu Gott, meine Kinder. Ihr habt euren Kampf gegen diese falschen Propheten bereits gewonnen, weil der Geist, der in euch lebt, größer ist als der Geist, der die Welt regiert."

Deklaration: Gott hat mir keinen Geist der Angst gegeben, sondern einen Geist der Liebe, der Kraft und eines gesunden Geistes.

Bibelvers: 2. Timotheus 1,7 (NLB) "Denn Gott hat uns nicht einen Geist der Furcht gegeben, sondern einen Geist der Kraft, der Liebe und der Besonnenheit.."

Deklaration: Wen der Sohn freisetzt, der ist tatsächlich frei!

Bibelvers: Johannes 8,36 (NLB) "Nur dann, wenn der Sohn euch frei macht, seid ihr wirklich frei."

Deklaration: Ich bin eine neue Schöpfung. Das Alte ist weg, das Neue ist gekommen.

Bibelvers: 2. Korinther 5,17 (NLB), "Das bedeutet aber, wer mit Christus lebt, wird ein neuer Mensch. Er ist nicht mehr derselbe, denn sein altes Leben ist vorbei. Ein neues Leben hat begonnen!"

Deklaration: Ich habe die Autorität, jeden Geist der Dunkelheit zu zertreten!

Bibelvers: Lukas 10,18-20 (NLB) "Ja«, erklärte er ihnen, »ich sah den Satan wie einen Blitz vom Himmel fallen! Ich habe euch Vollmacht über den Feind gegeben; ihr könnt unter Schlangen und Skorpionen umhergehen und sie zertreten. Nichts und niemand wird euch etwas anhaben können. Aber freut euch nicht darüber, dass böse Geister euch gehorchen, sondern freut euch, dass eure Namen im Himmel aufgeschrieben sind."

Deklaration: Keine gegen mich gerichtete Waffe wird Erfolg haben!

Bibelvers: Jesaja 54,17 (NLB) "Doch keine Waffe, die gegen dich geschmiedet wird, wird erfolgreich sein. Und wer dich vor Gericht verklagt, den wirst du widerlegen. Alle diese Dinge werden den Dienern des Herrn zugutekommen; von mir wird ihre Rechtfertigung ausgehen. Ich, der Herr, gebe darauf mein Wort!"

Es gibt so viele unglaubliche, beeindruckende Bibel Verse, und Gott wird dich mit Sicherheit mit der Kraft und Weisheit erfüllen, die du zum Kämpfen benötigst. Anbetungslieder sind voller Bibel Verse und leicht zu erlernen. Selbst wenn du nur ein wenig Lobpreismusik einschaltest, kannst du deine Umgebung mit der Atmosphäre des Himmels tränken. Und wenn du irgendwann an alte Gewohnheiten oder Gedanken denkst, bringe einfach alles aus dieser Erfahrung zu

Jesus, und er wird dir Komfort geben, dich reinwaschen, dir vergeben und dir helfen, von vorne zu beginnen. Aber die Chancen stehen gut, dass du mit deinem gesteigerten Bewusstsein und deiner Wertschätzung für deine Freiheit sofort merkst, wenn etwas nicht stimmt, und nicht einmal die kleinste Lüge zulässt.

Neuausrichtung deiner Beziehungen

Da in dir so viele Veränderungen stattfinden, wird es eine natürliche Veränderung in deinen Beziehungen zu den Menschen geben, die dir nahe stehen. Du musst den Mut haben, dich so zu zeigen, wie du jetzt bist: völlig befreit. Die Menschen um dich herum wissen möglicherweise nicht, wie sie sich sofort an dein neues Ich anpassen sollen. Möglicherweise sind sie schon so sehr daran gewöhnt, zu sehen, wie es dir geht, dass sie etwas Zeit brauchen. Sie behandeln dich möglicherweise sogar mit denselben alten Spitznamen, Vorsichtsmaßnahmen, Vorlieben usw., obwohl du dich als Person geändert hast. Es besteht kein Grund, darüber traurig oder beleidigt zu sein, wenn es passiert. Nimm dir die Zeit, jeder Person zu zeigen, wer du jetzt bist und was Gott für dich getan hat. Dann wirst du erkennen, dass deine Veränderung nicht einfach nur natürlich ist – es liegt nicht daran, dass du anders behandelt werden möchtest, sondern daran, dass du jetzt wirklich anders bist.

Dennoch wird es einige Menschen geben, die nicht akzeptieren können, was Gott in deinem Leben getan hat. Sie schauen vielleicht auf das, was Gott für dich getan hat, und behandeln dich, als gäbe es ein Ablaufdatum für dein Wunder, und warten darauf, dass du fällst, oder verleiten dich sogar dazu, zu fallen. Diese Menschen tun es nicht, um dich zu verletzen, und es ist hilfreich, sich anzusehen, was in diesen Situationen im Geiste geschieht: Wenn jemand akzeptiert, dass du von Gott verändert wurdest, dann ist er automatisch mit deinem Wunder einverstanden, was ihn positioniert als Nächster an der Reihe zu sein, das Unmögliche von Gott zu empfangen. Deshalb können manche Menschen nicht akzeptieren, was Gott für dich getan hat, egal wie sehr sie dich lieben – sie sind einfach nicht bereit, ihre Knechtschaft loszulassen, zumindest nicht jetzt. Du musst diesen Menschen weiterhin Vergebung schenken und darfst nicht an Beleidigung, Bitterkeit, Groll oder Angst festhalten. Andernfalls riskierst du, durch deine Unversöhnlichkeit erneut Türen der Qual zu öffnen. Lass dich von diesen Interaktionen nicht entmutigen. Wenn du wirklich glaubst, dass Gott dich befreit hat, kannst du sie durch diese Linse der Hoffnung betrachten und wissen, dass Gott sie eines Tages auch heilen wird.

Und doch gibt es diejenigen, die die Veränderung in dir sofort sehen und feiern können. Sie werden einen Unterschied sehen, weil ihr Geist stark ist und sie spüren können, wie das Licht Gottes durch dich scheint. Sie werden völlig erstaunt sein, wenn du Dinge überwindest, die dich einst niedergeschlagen haben, und beobachten, wie du das Leben jetzt auf eine völlig neue Art und Weise gestaltest. Deine Freiheit wird sie dazu inspirieren, an das zu glauben, was mit Gott für sie möglich ist, so wie meine Freiheit dich inspiriert hat. Schrecke nicht davor zurück, deine Freiheit zum Ausdruck zu bringen, indem du ein radikal neues Leben führst, und verzweifle nicht, wenn es den Anschein hat, als würde alles um dich herum dieser neuen Realität zuwiderlaufen. Bleibe weiterhin fest davon überzeugt, dass Gott sein Werk in deinem Leben vollendet hat, und halte daran fest, dass jedes Wort, das du sprichst und jede Tat, die dich in Freiheit gebracht hat, Samen des Lichts in die Herzen der Menschen um dich herum säen wird, unabhängig davon, ob sie dich akzeptieren können oder nicht. Gott wird es auf sich nehmen, diese Samen genau zum richtigen Zeitpunkt zum Leben zu erwecken, so wie er es für dich getan hat, als er dich aus der Knechtschaft in dein brandneues Leben führte.

✦

Kapitel 9

Der Komfort des Heiligen Geistes

Während sich die Gnade deiner Vergangenheit hebt und Gott dir erlaubt, die Dämonen zu bekämpfen, die sich in deinen Wunden versteckt haben, ist es wichtig, dass du dich weiterhin an Gott wendest und dich vollständig von falschem Komfort abwendest. Je mehr du im vollen Glauben stehst, sich der ganzen Hölle zu stellen, desto stärker wird deine Ausdauer, und du brauchst diese Ausdauer, um aus dem Tal des Schattens des Todes herauszukommen, in dem du dich jetzt befindest. In Psalm 23,4 (NLB) heißt es: „Auch wenn ich durch das dunkle Tal des Todes gehe, fürchte ich mich nicht, denn du bist an meiner Seite. Dein Stecken und Stab schützen und trösten mich." Im Tal des Todes steht dir ein Grad an Komfort zur Verfügung, den du nur erreichen kannst, wenn du darauf vertraust, dass der Heilige Geist dich auf die andere Seite bringt.

Der Schmerz, den Gott in deinem Leben beseitigt und heilt, kann so lebendig und so real erscheinen, wenn er auf dem Weg nach draußen ist, aber Kolosser 2,15 (NLB) sagt: „Auf diese Weise hat Gott die Herrscher und Mächte dieser Welt entwaffnet. Er hat sie öffentlich bloßgestellt, indem er durch Christus am Kreuz über sie triumphiert hat." Die Dämonen hatten vor Tausenden von Jahren Angst vor Jesus, und sie haben heute Angst vor dir, weil Jesus in dir lebt.

Durch deine Beziehung zu Jesus hast du direkten Zugang zum übernatürlichen Komfort des Heiligen Geistes, der dir jederzeit und ohne Maß zur Verfügung steht. Du kannst dich in den größten Momenten der Angst oder eines Angriffs an Gottes Heiligen Geist wenden, um Komfort zu erhalten, indem du Gott einfach erzählst, was du durchmachst, und ihn dann um Komfort bittest. Der Heilige Geist wird dich dann anleiten, wie du deine Bedürfnisse erfüllen kannst, während er dir auf übernatürliche Weise seinen Frieden schenkt. In Psalm 34,17-18 (NLB) heißt es: „Der Herr wendet sich gegen die, die Böses tun. Er wird die Erinnerung an sie auslöschen. Der Herr hört sein Volk, wenn es ihn um Hilfe anfleht, und rettet es aus aller Not."

Du musst Gott weiterhin die Chance geben, dir in deinem Schmerz Komfort zu geben, damit du auf die übernatürliche Kraft und Hoffnung zugreifen kannst, die dir im Geiste zur Verfügung steht. Ganz gleich, wie sehr sich der Feind anstrengt, um dich glauben zu lassen, dass du nicht frei bist, du bist es. Und obwohl es keine Formel dafür gibt, den Komfort des Heiligen Geistes zu empfangen, können diese drei Wege ein Ausgangspunkt für deine Vorstellungskraft sein: Kapitulation, Eintauchen und übernatürliche Selbstfürsorge.

Kapitulation

Kapitulation ist ein klares Anhalten. Es ist ein Loslassen aller Anstrengung und aller Anstrengungen in einem radikalen Moment. Man kann nicht einfach ein wenig langsamer werden und es Kapitulation nennen. Du musst ganz anhalten, das Auto parken, vom Fahrersitz aussteigen und Gott fahren lassen. Stelle dir das so vor:

Wenn du dich anstrengst, ist Gott nicht der Fahrer, zumindest nicht, wenn es um Komfort geht. Meine Kapitulation sieht so aus, dass ich die Tür schließe, auf die Knie gehe und physisch die Bewegung durchführe, als würde ich Gott all meinen Stress und meine Probleme mit meinen Händen übergeben. Manchmal stelle ich mir sogar vor, wie ich im Thronsaal vor Gott sitze und ihm meine Probleme darlege, und ich sehe, wie er die Worte wegfegt oder sie in neue Worte umwandelt. Wenn sich die Worte meiner Probleme umwandeln, ändert sich ebenso, wie ich sie fühle.

Wann immer du das Gefühl hast, dass die Dinge, die du trägst, zu viel oder zu schwer sind, wende dich an den Herrn und sage ihm: „Gott, ich übergebe dir in diesem Moment alles." Ich bin überwältigt. Ich gebe den Versuch auf, Dinge in Ordnung zu bringen, und ich gebe den Versuch auf, das alles selbst zu erledigen." Kapitulation ist ein kraftvoller Schritt und fühlt sich oft dramatisch an, denn alles loszulassen ist eine große Sache. In Hebräer 4,16 (NLB) heißt es: „Lasst uns deshalb zuversichtlich vor den Thron unseres gnädigen Gottes treten. Dort werden wir Barmherzigkeit empfangen und Gnade finden, die uns helfen wird, wenn wir sie brauchen." Gott hat keine Angst vor Kühnheit. Er begrüßt sie.

Eintauchen in die Gegenwart

Wenn Kapitulation so aussieht, als würde man in ein Becken springen, um vom Heiligen Geist gereinigt zu werden, dann ähnelt das Eintauchen einem sanften Einstieg in ein friedliches Bad und einfach dem Beisammensein mit Gott. In der Gegenwart Gottes zu sein, verwandelt uns, und beim Eintauchen, kommen wir genauso zu ihm, wie wir sind, egal wie chaotisch wir uns fühlen. Im Gegensatz zu New-Age-Meditationen oder östlichen Praktiken, bei denen du deinen Geist leeren, deine Gedanken beobachten oder über ein Konzept nachdenken musst, um dein Chaos zu überwinden, verlangt der Heilige Geist nicht, irgendetwas mit deinem Chaos zu unternehmen. Mit dem Heiligen Geist eintauchen bedeutet einfach, sich auf Jesus einzustimmen und ihn um seine Gegenwart, seinen Frieden, sein Licht und seine Liebe zu bitten, die deinen Raum durchfluten, bis du und dein Chaos verwandelt sind.

Du kannst die Gegenwart Gottes in deinem Geist absorbieren, wie eine Pflanze einen Sonnenstrahl absorbiert. Das Sonnenlicht erwärmt sie nicht nur – es verwandelt sie, lässt sie wachsen und versorgt sie durch den Prozess der Photosynthese. Im Geiste ist es dasselbe mit deinem Geist und der Gegenwart Gottes. Wenn du Gottes Liebe empfängst, indem du Zeit in seiner Gegenwart verbringst, verwandelt und befreit dich seine Liebe.

Der Heilige Geist lädt uns gerne in himmlische Atmosphären und Umgebungen ein, wo er uns Gottes Komfort gibt. Eintauchen kann so aussehen, als würde man Musik hören, spazieren gehen, einen guten Podcast oder eine gute Predigt hören, sich mit der Schönheit seiner Schöpfung umgeben, ein langes Bad oder eine lange Autofahrt nehmen, seinen Kindern beim Spielen zusehen, ruhig mit ihm im Haus sitzen, die Bibel lesen, malen, etwas Kreatives tun und so weiter und so weiter. Es gibt unzählige Möglichkeiten, mit Gott in Kontakt zu treten und Zeit in seiner Gegenwart zu verbringen, und der Heilige Geist wird dir helfen, genau den richtigen Weg für genau die richtigen Momente zu finden, in denen du Gott am meisten brauchst.

Übernatürliche Selbstfürsorge

Regelmäßige Selbstfürsorge und übernatürliche Selbstfürsorge ähneln sich darin, dass sie beide Handlungen erfordern – Du tust Dinge, um für dich selbst zu sorgen. Der starke Unterschied zwischen beiden besteht jedoch darin, dass der Heilige Geist, wenn er dich dazu anleitet, dass du dich auf eine bestimmte Art und Weise um deine Bedürfnisse kümmerst, die normalerweise dazu führt, Dinge zu tun, die zu einem übernatürlichen Durchbruch führen. Der einfachste Weg, dies zu erklären, ist eine Geschichte aus meinem aktuellen Leben:

Ich war an einem Morgen super genervt, weil ich, anstatt meinen Kaffee und meine Zeit alleine mit Gott zu genießen, ein paar geschäftliche Probleme mit David klären musste. Ich war so frustriert, dass er am Ende ins Fitnessstudio ging und ich dachte, mein ganzer Tag sei im Eimer. Ich wollte mir eine Tasse neuen Kaffee kochen und eine Stunde damit verbringen, in der Bibel zu lesen, aber jetzt blieben mir nur noch zwanzig Minuten bis zu meinem nächsten Termin. Anstatt nach dem zu greifen, was in diesem Moment im Natürlichen Sinn machte, hielt ich inne und bat den Heiligen Geist, mir zu zeigen, was ich tun sollte. Er sagte: „Sei dankbar für David."

Es war interessant und überraschend, dass der Heilige Geist mir das sagte, weil ich nicht sauer auf David war. Dennoch vertraute ich dem Heiligen Geist und dachte einen Moment darüber nach, wie dankbar ich war, einen so unglaublichen Ehemann zu haben. Etwas beim Nachdenken führte mich auf den Balkon, und in dem Moment, als ich einen Fuß nach draußen setzte, flog mir ein Kolibri direkt ins Gesicht und warf mich fast um! Es überraschte mich so sehr, dass ich alleine auf dem Balkon anfing, unkontrolliert zu lachen. Meine schlechte Laune war völlig verschwunden und es dauerte nur wenige Minuten. Wenn ich mit natürlichen Dingen gerungen hätte oder meine natürliche Routine genutzt hätte, um Komfort zu finden, hätte ich diesen Kolibri-Moment verpasst und wäre wahrscheinlich viel länger in einer alles andere als freudigen Stimmung geblieben, als mir lieb gewesen wäre. Aber der Heilige Geist wusste genau, was er mir sagen sollte, um mich zu diesem übernatürlichen Durchbruch zu führen, der meinen Morgen augenblicklich veränderte.

Ich hoffe, du kannst erkennen, dass die Idee der Selbstfürsorge des Heiligen Geistes spontan, unterhaltsam und unglaublich effizient ist. Gott möchte nicht, dass wir Schmerzen haben. Es könnte aus dieser Geschichte nicht klarer hervorgehen. Ich möchte dich ermutigen, diese übernatürliche Selbstfürsorge mit dem Heiligen Geist zu erkunden. Es wird jedes Mal anders aussehen, weil Gott wirklich kreativ ist. Bitte ihn immer wieder, dich durch stressige Zeiten zu führen, damit du dich nicht auf einen geringeren, falschen Komfort stützt, der ohnehin viel länger brauchen würde, um dir Komfort zu geben. Die explosive Kraft und die dynamische Fürsorge des Heiligen Geistes stehen dir jederzeit zur Verfügung.

✦

Kapitel 10

In Freiheit stehen

Was Gott in meinem Leben getan hat, ist ein bemerkenswertes Kunstwerk, das nicht rückgängig gemacht werden kann, und das Gleiche gilt auch für dich. Dein Wunder der Befreiung und Transformation kann nicht gestohlen werden; Es kann nur etwas sein, auf dem man aufbauen kann. Es gibt eine im Sand gezogene Grenze zwischen dem, was du warst, und dem, was du jetzt bist, zwischen der Flugbahn, die du vor dem Erleben der Freiheit eingeschlagen hast, und dem, wohin du jetzt, da du frei bist, gelangen kannst. Du musst mit der Überzeugung leben, dass Gott dich befreit und diese Worte in dein Herz geschrieben hat. Bleibe fest in deiner Freiheit, denn es ist ein Geschenk, das Gott dir gegeben hat. Es ist dein.

In Jesaja 41,12 (NLB) steht geschrieben: „Du wirst alle, die dich bekämpft haben, suchen, aber nicht finden. Diejenigen, die gegen dich Krieg führten, werden alle vollkommen verschwinden." Dies gilt für jedes Symptom, jeden Dämon, jede schlechte Erinnerung, jede zerbrochene Beziehung und jeden Schmerz, den du einmal hattest. Alle Dinge, die gegen dich gekämpft haben, werden überhaupt nicht mehr von Bedeutung sein. Du wirst die Menschen schockieren, wenn sie sehen, wie wenig du dich um den Schmerz der Vergangenheit kümmerst. Du wirst auf dein neues Leben unter den Narben hindeuten und sie werden vergeblich nach deinen Tränen suchen. Dein Leben wird wie ein Licht in der Dunkelheit anderer Menschen erscheinen, genauso wie mein Licht in deinem Leben geleuchtet hat. Dies ist dein Erbe und dein großer Lohn des Glaubens dafür, dass du dich von Gott aus dem Schmerz heraus und in seine Liebe führen lassen hast. Es gibt eine völlig neue Lebensweise, die du jetzt in Freiheit entdecken kannst. Es ist ein Leben voller Gnade, Bestimmung und Belohnung.

Gnade, Bestimmung und Belohnung

Ich hoffe, dass du dich beim Lesen all dessen ganz besonders fühlst und dich fragst: „Wer bin ich wirklich, dass der Feind so hart arbeiten würde, um mich zu Fall zu bringen?" Ich dachte, ich wäre nur ein gewöhnlicher Mensch." Lass mich dir sagen, du bist kein gewöhnlicher Mensch. Du bist ein mächtiger Träger des Geistes Gottes und eine ernsthafte Bedrohung für die Hölle. Gott hat dich befreit, damit du in eine strahlende neue Zukunft eintreten kannst, die er seit Anbeginn der Zeit für dich hatte, und der Feind hat Überstunden gemacht, um dich davon abzuhalten. Aber der Feind hat versagt. Ich habe es immer wieder gesagt, dass Befreiung nichts mit deiner Vergangenheit, sondern nur mit deiner Zukunft zu tun hat. Der Feind hat sich nie um deine traumatische Vergangenheit gekümmert, obwohl das alles ist, worüber er jemals mit dir gesprochen hat. Er war hinter deiner Zukunft her und hat dafür gesorgt, dass du sie nicht gefunden hast. Aber Gott stellt dein Leben wieder her, damit du es so leben kannst, wie es immer für dich bestimmt war: völlig befreit.

Dein befreites Leben kann sich jetzt so entfalten, wie es sollte, bevor du überhaupt ein Trauma durchgemacht hast, denn der Entwurf dessen, wer du bist, dein schönes Design und deine Zukunft waren immer bei Gott. Du hast überall versucht, diese Freiheit zu finden, aber sie konnte nur in ihm gefunden werden. Jetzt, wo du sie erhalten hast, wirst du sehen, dass nichts von dem, was er von Anfang an in dir gepflanzt hat, verloren gegangen ist. In deinem Herzen sind Samen der Bestimmung vorhanden, die seit Anbeginn der Zeit vorhanden sind und nun auf der neuen, sauberen Erde deines Lebens zu blühen beginnen werden. Gott haucht in diesen Samen Leben ein, und wenn du wächst, wirst du mehr zurückbekommen, als du dir jemals vorgestellt hast. Sie sind die Samen deiner Bestimmung, Samen, die niemals gestohlen werden können. In Römer 11,29 (NLB) heißt es: „Denn die Gaben, die Gott gibt und die Berufung, die er ausspricht, bereut er nicht und sie gelten für immer." Du hast nicht verpasst, was Gott für dich bereithält.

Darüber hinaus musst du wissen, dass Gottes Wort immer das erreicht, was es vorgibt, da die Samen deiner Bestimmung Versprechen von Gott sind. In Jesaja 55,10-13 (NLB) heißt es: „Regen und Schnee fallen vom Himmel und bewässern die Erde. Sie kehren nicht dorthin zurück, ohne Saat für den Bauern und Brot für die Hungrigen hervorzubringen. So ist es auch mit meinem Wort, das aus meinem Mund kommt. Es wird nicht ohne Frucht zurückkommen, sondern es tut, was ich will und richtet aus, wofür ich es gesandt habe. Ihr werdet in Freude ausziehen und in Frieden geleitet werden. Die Berge und Hügel werden jubelnd vor euch singen und alle Bäume auf dem Feld werden in die Hände klatschen! Wo einst Dornen waren, werden Zypressen wachsen, wo Nesseln wucherten, werden Myrten sprießen. Das geschieht zur Ehre des Herrn und zu einem ewigen Zeichen, das nie mehr vernichtet wird." Dein Leben wird nicht abgeschnitten. Dein Leben wird wachsen und Früchte tragen, und alles, was Gott für dich tut, wird für die Menschen ein Zeichen dafür sein, was in seiner Barmherzigkeit, Liebe und Macht möglich ist.

Ich weiß nicht, welches Wunder in meinem Leben mir am besten gefällt: die völlige Befreiung von dämonischen Festungen oder der Eintritt in die strahlende Zukunft, die Gott für mich vorbereitet hat. Er stellte alle Dinge wieder her, die ich für verloren hielt, und er rettete für mich alle Dinge, von denen ich dachte, dass ich sie nicht haben wollte. Er heilte die Deformität in meinem Gesicht, obwohl die Ärzte sagten, ich müsse für den Rest meines Lebens mit regelmäßigen Eingriffen leben. Er heilte meine Gebärmutter, obwohl meine Gebärmutter durch eine Abtreibung aufgrund von Missbrauch als junges Mädchen verbrannt worden war. Er gab mir meinen Wunsch nach einer Ehe zurück und brachte mir einen Ehemann, der nicht nur über meine Vergangenheit hinaus schaute, sondern der auch auf mich gewartet hatte. Ich war sein erster Kuss. Obwohl meine Unschuld gestohlen wurde, habe ich meine ersten Erfahrungen mit David zurückgewonnen. Gott hat jede Unmöglichkeit meines Lebens neu geschrieben und mich wieder zu seinem ursprünglichen Design für mich zurückgeführt.

Wenn ich jetzt an meine Vergangenheit denke, blicke ich über meine Kindheit hinaus. Ich schaue auf meine ursprüngliche Vergangenheit, die in ihm steckt. Ich weiß, dass mein Geist in Gottes wildesten Vorstellungen zu der Person, die er sich in diesem Leben für mich vorgestellt hat, wiederhergestellt ist. Jede dämonische Barriere, die mich daran hinderte, ich selbst zu werden, wurde beseitigt. Jetzt habe ich Frieden, wenn ich in die Zukunft schaue, weil ich weiß, dass meine Zukunft mit meiner ursprünglichen Vergangenheit in ihm verbunden ist. Meine Zukunft bleibt von Traumata unberührt. Jetzt kann ich frei, selbstbewusst und stolz in meine freie Zukunft eintreten, und das gilt auch für dich.

Deine Zukunft bleibt von Traumata unberührt und Gott hat einen Plan für diesen nächsten Teil deines Lebens. Der Heilige Geist wird dir jeden einzelnen Schritt des Weges zeigen. Du beginnst eine Saison, die es wert ist, gefeiert zu werden. Es lohnt sich, deine Geschichte von den Dächern aus zu rufen. Gott hat dich genau dafür frei gemacht – damit du dein Leben feiern kannst. Es ist so, wie es in Exodus 5,1 (NLB) heißt: „Danach gingen Mose und Aaron zum Pharao und sagten zu ihm: »So spricht der Herr, der Gott Israels: "Lass mein Volk ziehen, damit es in der Wüste mir zu Ehren ein Fest feiern kann."“" Dies ist eine Zeit, um mit Gott inmitten der einst trockenen, unmöglichen Wildnis zu feiern. Es ist eine Zeit, kraftvolle Gebete des Glaubens zu beten und an unmögliche Wunder in jedem Bereich deines Lebens zu glauben.

Deine Geschichte ist genauso kraftvoll wie meine, und es gibt so viele Menschen, die verändert werden, wenn sie sie hören. In meinem ersten Jahr nach meiner Befreiung betete ich für jede einzelne Person, die mir mitteilte, dass sie ein Schmerzsymptom hatte. Ich war so sauer auf den Teufel und mein Feuer in meinem Glauben so angefacht, dass ich mutig und zuversichtlich für Wunder betete und sah, wie 65 Menschen sofort geheilt wurden. So habe ich gefeiert – indem ich die Wunder weitergegeben habe, die Gott mir geschenkt hat.

Wie wirst du feiern?

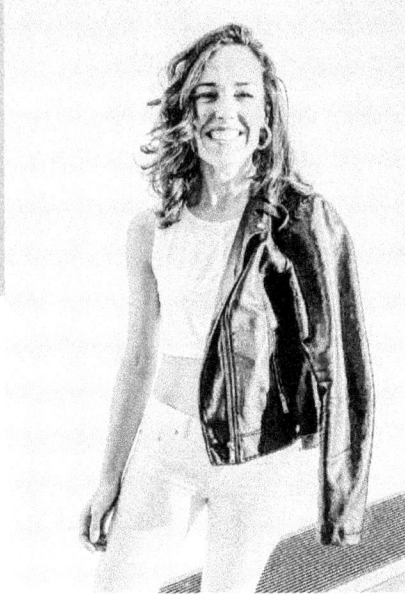

✦

Über den Autor

Delfina Geus ist eine Singer-
Songwriterin und Unternehmerin aus
Los Angeles, Kalifornien.

www.delfinageus.com

✦

Hast du ein Zeugnis?

Ich würde mich freuen von dir zu hören! Schicke mir
einen Brief darüber, was Gott für dich getan hat:

Delfina Geus
P.O. Box 70411
Project City, CA 96079
United States of America

Dankeshön!

www.ingramcontent.com/pod-product-compliance
Lightning Source LLC
Chambersburg PA
CBHW051425090426
42737CB00014B/2832